Die natürliche Energie zur Selbstheilung

„Oben und unten"
funktionieren
nur zusammen

Natürlich wird das Rad nicht neu erfunden.

In dem Buch „Urzeitcode" von Bürgin, beschreibt der
Autor die Entdeckung des Urfarn, den es vor Millionen
Jahren gab. Aus dem heutigen, normalen Farn entwickelte
sich, in Experimenten von zwei Wissenschaftlern, unter
elektrostatischen Feldern der Urfarn. Gefundene Fossilien
bestätigten diese Entdeckungen. Maissamen wuchsen unter
dieser Energie zu widerstandsfähigen Maispflanzen. Diese
trotzten gegenüber Chemikalien und anderen schädlichen
Substanzen. Die so erzeugten Pflanzen brachten mehr als
fünf Maiskolben. Forelleneier entwickelten sich, unter dem
Energiefeld, zu Ur- Forellen mit diesem typischen
„Haken" am Unterkiefer.

Die Legende nach Homer weiss von Äskulap, einem
griechischen Arzt, der heilte in seinem Tempel die

Menschen. Die alten Ägypter mussten diese Methode auch gekannt haben. Szenen, gehauen in Stein, in Ruinen von Tempeln, erzählen heute noch davon.

Die Brüder Huneke erkannten Narben als Störfelder. Heute noch injizieren Neuraltherapeuten, nach Vorbild dieser, Procain, und andere.
Dabei lockert sich sehr wahrscheinlich das vernarbte Gewebe auf und bringt an anderen Stellen Besserung von Schmerzen.

Der Chiropraktiker D.D. Palmer entdeckte 1895 die Beziehungen zwischen Subluxation und Dysfunktion. Das heißt, wenn die oberen Halswirbel eingerichtet werden, kann ein bis dahin schwerhöriger Patient wieder hören.

Paracelsus sprach vom „Inneren Heiler".

In diesem Buch beschreibe ich die von mir entdeckten Ursachen von Krankheiten und Schmerzen sowie Ursachen für Genveränderungen.

Diese individuelle Therapie vereint die Akupunktur, Hand- und Fußreflexzonen, die Kinesiologie (die Lehre vom „Muskeltest"), die Osteopathie (die Lehre der

Einrenkung), Hypnose, sechs Tibeter, Yoga, also alle guten Therapien in Einer.

Alles braucht seine Zeit

Eine Krankheit entsteht auch nicht von heut auf morgen. Der kranke Mensch kann nur als Ganzes geheilt werden. Klingt ganz einfach, ist es auch. Goethe sagte: „Wie oben so unten". Nagt zum Beispiel ein Mäuschen an der Wurzel eines Baumes, sieht man das meist an der kranken Baumkrone. Diese „beschädigte" Wurzel verliert die Kraft, das Wasser bis in die entsprechenden Äste des Baumes zu befördern.

Beim Menschen nagt natürlich keine Maus, aber der Mensch erlebte schon als Kind, die eine oder andere Verletzung.

Jede Verletzung heilt sichtbar oberflächlich, meist innerhalb von drei Wochen. Während dieser Zeit speichert sich diese, Runde für Runde im Gehirn. Die meisten Verletzungen erfolgen an Händen und Füßen, gefolgt von Operationsnarben, die wiederum Folgen von diesen sein können.

Der Mensch wird mit einem feststehenden Programm geboren. In der Computersprache ist es das „BIOS". Im

Laufe der Kindheit und Jugend erlebt der Mensch die meisten Verletzungen, die auch verantwortlich gemacht werden können für später auftretende Krankheiten und Schmerzen, je nach der Veranlagung.

Diese angeblich „geheilten" Verletzungen lagern in einem „Störprogramm" im Gehirn. Ist dieses voll, sprich: „Das Immunsystem ist runter", dockt das Störprogramm an dem feststehenden Programm an und entfaltet Probleme. Bei Erwachsenen veränderten sich im Laufe von zwanzig Jahre die zugehörigen Gene. Eine „entscheidende" Verletzung als Kind verändert meist die Gene schon im doppelten Kindesalter.

Der Körper stellt über dieses Selbstheilungsprogramm alles auf „Werkseinstellung". Das heißt, die Verletzungen im Laufe des Lebens, werden nach und nach ausradiert. Der Mensch wird gesund.

Könige, Priester, Politiker, Lehrer, Wissenschaftler und Büroangestellte werden verhältnismäßig alt, weil diese, nur wenige Verletzungen im Leben durchmachten, im Gegensatz zu Bauarbeitern, die meist nicht mal die Rente erreichen.

Vergleichen wir die Wirbelsäule mit einer großen Autobahn und die Wirbel mit ihren Abfahrten. Jeder einzelne Wirbel verantwortet den Zugang zu den jeweiligen Organen. Baustellen und Umleitungen führen zu Stau's. Eine ausgebesserte Autobahn oder andere Straße verliert ihre "eigentliche" Struktur. Regen und andere Störungen greifen meist zuerst die ausgebesserten Stellen an.

Genauso behindern Narben und andere Verletzungen, nicht nur der Wirbelsäule, den Energiefluss zu den jeweiligen Organen. Die Übergänge der einzelnen Abschnitte der Wirbelsäule, wie zum Beispiel der Halswirbelsäule zur Brustwirbelsäule, sehe ich als Autobahnkreuzungen.

Jedes „Große" beinhaltet viele „Kleine"

Nun gibt es große Beziehungen wie Bruder und Schwester oder kleine Beziehungen wie Kusin und Kusine.

Jeder Erwachsene hörte schon von dem „Immunsystem". Ich bezeichne es als das „Große Immunsystem". Jedes „Große" beinhaltet wieder mehrere „Kleine". Dazu gehören die Akupunkturlinien, Hand- und Fußreflexzonen.

Die Akupunkturlinien verlaufen auf der Oberfläche des Körpers meist längs. Stellen Sie sich die Linien wie kleine Bäche vor. Verstopft ein querliegender Baumstamm einen Bach, dann sucht sich das Wasser eine andere Richtung. Die Vegetation gleich hinter dem Baumstamm oder anderen Hindernissen, ändert sich mit der Zeit.

Sind mehrere Bäche (Meridiane) verstopft, kommt es an einer anderen Stelle, wie an einem Fluss zu einer Überschwemmung (Schmerz).

Nun gibt es für alle möglichen Organe Akupunkturlinien, Fuß- und auch Handreflexzonen. Ich gehe immer von diesen aus und bezeichne sie als die „kleinen Immunsysteme". So hat jedes Organ sein eigenes „kleines Immunsystem", die Akupunkturmeridiane.

Sind mehrere dieser Meridiane verletzt worden, repariert das große Immunsystem nur noch abgeschwächt und es kann zu Schmerzen oder anderen Problemen kommen.

Ein Beispiel wäre der Lebermeridian. Von der rechten großen Zehe führt er über die Innenseite des rechten Beines, über den „Herr des Blutes", zur Leber. Das ist ein besonderer Punkt in der Akupunktur. Er sitzt an der Innenseite des rechten Unterschenkels.

Lag nun auf diesem Meridian eine Verletzung vor 20 oder 40 Jahren, kann es passieren, dass der Arzt dem Patienten sagt, er möge mit dem Trinken aufhören.

Obwohl der Patient die letzten 20 Jahre keinen Tropfen Alkohol trank, sich auch sonst gesund ernährt, keine Medikamente nimmt, sind seine Cholesterinwerte hoch.

Verantwortlich dafür sind eine oder meist mehrere Verletzung auf den dazugehörigen Meridianen oder Reflexzonen, hier der Lebermeridian.

Ein guter Heilpraktiker setzt seine Nadeln auf dem entsprechenden Meridian. Ohne Kenntnisse einer Verletzung setzt der Heilpraktiker seine Nadeln nach seinem Wissen von den Meridianen. Setzen wir nur zwei Nadeln über eine uralte Verletzung, so nehmen diese Nadeln wellenartig unter und über der Haut „Verbindung" auf. Diese Beschreibung bedarf einem eigenen Thema. Sie überbrücken damit also die schlecht durchblutete „Narbe" wie:

„Nicht mehr sichtbare Verletzungen".

Darunter zählen zum Beispiel abgeheilte, nicht mehr sichtbare Blutergüsse und Erfrierungen oder Verbrennungen. Diese werden leider nicht als Narben betrachtet und einfach vergessen. Ein Bluterguss an der Innenseite des Fußgelenkes, kann viele Jahre später beim

Mann Männerprobleme und bei Frauen Frauenprobleme bereiten. In den Fußreflexzonen liegen genau dort die Geschlechtsorgane.

Erfrierungen erfolgen meist an den Zehen. Die Krankheit Morbus Parkinson (Schüttellähmung) würden die Ärzte niemals in Verbindung mit den Zehen bringen. In den Fußreflexzonen sind die Zehen verantwortlich für den Kopf. Die großen Zehen rechts und links stehen für den Kopf insgesamt, die kleinen Zehen für Augen, Ohren, Zähne und alles was in und um den Kopf herum ist. Das Schlafzentrum liegt in den Zehen, nicht nur im Kopf.

Verbrennungen am Auspuff hinterlassen meist „nur" einen rosa Fleck. Bei multipler Sklerose befindet sich dieser meist an der anderen, wie die „kranke" Seite. Dadurch sieht niemand einen Zusammenhang.
  Verhält sich eine Krankheit A- typisch, könnte viele Jahre vor der Erkrankung eine Blutvergiftung gewesen sein.
  Verbrennungen mit Strom bringen meist später unwillkürliches Zucken am Auge oder Ähnlichem, je nach Schwere der Verbrennung der Hand (Skoliose) oder Fußreflexzonen. Von dort könnte auch das „Tourette", auch „Tic" genannt, kommen. Die Menschen mit diesem

Syndrom, zucken, schimpfen oder reden unwillkürlich, also ohne dass sie das selber wollen.

Gehirnerschütterungen, Verrenkungen, Verstauchungen, Knochenbrüche, Quetschungen oder andere Verletzungen sind nicht mehr sichtbar.

Fast alle Verletzungen, die nach der Geburt auftraten, können auf „körpereigene Werkseinstellung" zurückgesetzt werden. Ausgenommen natürlich abgehackte Finger oder der Gleichen.

Der Körper akzeptiert gelegte Bypässe wie auch meist künstliche Gelenke als seine Eigenen. Von den Bypässen erzählten die Hilfesuchenden meist während oder erst nach der Behandlung. Alles entscheidet der Körper selbstständig und reibungslos.

Kluge Heilpraktiker

Ein kluger Heilpraktiker oder Akupunkteur nadelt zuerst die gesunde Seite. Die schlimmsten Narben sind die mit Vereiterungen wie Mittelohrvereiterungen oder der Gleichen. Macht zum Beispiel das rechte Ohr im Alter Beschwerden, dann könnte auch eine Mittelohrvereiterung des linken Ohres, in der Kindheit, Jugend oder später als eine verdächtige Ursache in Frage kommen. Selbst diese hat ihre eigene Ursache. Mittelohrvereiterung folgt meist nach einer blutigen Verletzung am Haarteil, meist oberhalb des Ohres. Am Haarteil eitert es meist nicht. Eiter fließt, wie andere Flüssigkeiten, nach unten ab. Trotzdem fließt alles links runter und rechts wieder rauf. Stirnhöhlenvereiterungen sind wie Narben anzusehen. Die bringen später meist Asthma oder Allergien. Der Mensch atmet durch die Nase und eine Narbe verhält sich wie eine Tür. Wo keine Narbe war, ist wie eine Wand, durch diese dringen auch keine Pollen ein. Eine Arbeitskollegin baute Kamille an, bekam eitrigen Schnupfen und ihr Rheuma verschwand.

Warum eine Kastanie in der Hosentasche Rheuma lindern kann

Eine Blinddarmnarbe befindet sich meist rechts im unteren Bauch. Eine frisch gefallene Kastanie gibt noch eine gewisse Zeit Energie ab. Steckt man sie in die rechte Hosentasche, saugt die Narbe die Energie der Kastanie auf. Damit verbessert sich die Durchblutung der Narbe. Allmählich schließt sich die Tür von innen.

Die meisten Beschreibungen dafür sind: „Wie ein Trichter, der sich von der Spitze aus nach oben hebt und schließt". So wie die Kastanie mit ihrer positiven Energie in Narben eindringt, so können Handystrahlen schädigen. Das passiert nur, wenn der Mensch eine

Mittelohrvereiterung als Kind oder später durchmachte. Natürlich kommt niemand auf die Idee, eine Kastanie ins Ohr zur Heilung zu stecken.

Wie die Energie der Kastanie von Narben verarbeitet wird, so besitzt frisch gepflücktes Obst oder Gemüse viel wertvolle Energie für die Ernährung.

Die Behandlung mit natürlicher Energie

Die Behandlung erfolgt mit natürlicher Energie. Während der Behandlung wird dem Körper Energie zugeführt, die das Immunsystem stärkt und die Selbstheilungskräfte aktiviert.

Meine ersten Fragen gelten der ärztlichen Diagnose, was die Röntgenbilder aussagen und welche Behandlungen vorangingen. Ich lasse es nicht gelten, wenn jemand sagt, er gehe nicht zum Arzt.

Sehr wichtig ist an zweiter Stelle die Anamnese ab Geburt. Um die richtige Ursache zu finden, betrachte ich den gesamten Körper des Menschen, auch nach Veranlagung. Viele Menschen leiden schon Jahrzehnte, meist liegen die Ursachen noch viel früher zurück.

Die Hilfesuchenden beschreiben den Weg, den die Energie nimmt und wie diese mehrmals durch den ganzen Körper fließt. Die Menschen fühlen sich schon während der Behandlung besser. Energie fließt immer links runter und rechts wieder hoch.

Angefangen von der linken Kopfseite, fließt die Energie links runter über die linke Halswirbelsäule, in den linken Arm bis in die Fingerspitzen. Zurück über den linken Arm in die Brustwirbelsäule, linke Seite Wirbelsäule runter in den Steiß. Zurück bis Kreuzbein, dann in die linke Hüfte, runter ins linke Bein bis in die Zehenspitzen.

Zurück über Hüfte ins Kreuzbein und dann zur rechten Hüfte, runter ins rechte Bein bis Zehenspitzen, zurück über Hüfte ins Kreuzbein zum Steiß, dann nach rechts hoch in die Brustwirbelsäule zum rechten Arm bis in die Fingerspitzen, hoch zu den Halswirbeln und in den Kopf rechts. Im Kopf, genauer im Atlas, erfolgt die Umkehr nach links.

Dann erst ist eine Runde um. Jeder Wirbel wird dabei Organen und Gelenken zugeordnet.

Ist der Körper mit Energie gesättigt, nimmt er keine Energie mehr auf. Ganz von selbst öffnen sich die Augen, die Menschen lächeln entspannt. Die aufgenommene Energie wird vom Körper verarbeitet und gespeichert.

Bei normalen Beschwerden sollte, je nach dem wie schlimm diese sind, alle 14 Tage wiederholt werden. Allmählich baut sich das Immunsystem wieder auf. Der Körper kann sich in Zukunft wieder selbst heilen.

Anfangs behandelte ich Hilfesuchende auf einer Patientenliege. Behandelte ich auf einem Sessel, kam es vor, dass der Oberkörper sich zur Seite biegen wollte, wegen der Armlehne aber nicht konnte. Daraufhin bot ich einen Stuhl an, wo sich der Kopf und der Oberkörper in alle Richtung bewegen konnte.

Nachdem ich mich von Haus und Mann trennte, nahm ich mir eine Wohnung, behandelte nun in meiner Wohnstube auf der Couch. Manchmal rutschten die Körper ganz langsam, wie von einer unsichtbaren Hand geführt, erst der eine Arm, dann der Oberkörper, bis der ganze Körper, auf dem Teppich lag.

Da dieses mehrmals vorkam, kaufte ich eine Gymnastikmatte für den Fußboden. Angetrieben von dieser Energie bewegte sich nun der Körper ganz von selbst auf der Matte und manchmal auf dem Teppich.

Nachdem ich etwas Erfahrung sammelte, frage ich schon am Telefon nach dem Alter, ob künstliche Gelenke oder

der Gleichen eingebaut sind. Dann entscheide ich, ob ich den Hilfesuchenden behandle.

Zu Anfang der Behandlung frage ich, warum er zu mir kommt, welche Probleme er hat, nach seiner Vorgeschichte und was er an Therapien durchlief. Was der Arzt sagt.

Der Hilfesuchende sollte vor der Behandlung nochmal die Toilette aufsuchen. Während der Behandlung kann es vorkommen, dass er sich wie angenagelt oder so schwer fühlt, dass er sich nicht bewegen kann. Selbst wenn er es versucht, es geht nicht. Es kam schon einmal vor, dass eine Frau auf der Liege ihren Urin nicht halten konnte.

Ein umfassendes Bild bekomme ich über die Fragen nach Operationsnarben oder anderen Verletzungen.

Zur Behandlung stehen zwei Stühle bereit, einen für den Hilfesuchenden und einen für den Therapeuten. Auf einem Barhocker mit Lehne können die Beine baumeln. Damit lockern sich nicht nur die Knie. Die Fußgelenke können sich in alle Richtungen drehen und lockern. Alles ist möglich. Eine Liege nur für ältere Patienten, die nicht auf den Fußboden runter können. Und eine Gymnastikmatte aus Kunststoff, die innen, etwa 1 cm Schaumstoff hat.

Zuerst lass ich den Hilfesuchenden auf den Fußboden auf der Matte sitzen. Mit geschlossenen Augen entscheidet der Körper selbst, ob er sich lieber hinlegen oder im Sitzen behandeln will, er kann sogar selbstständig aufstehen.

Der Körper selbst führt jetzt absolut Regie über die Behandlungen

Spätestens nach drei Minuten geht es los. Bitte keine Angst! Der Körper legt sich, wenn der das will, sehr langsam, meist Wirbel für Wirbel auf die Matte.

Bleibt der Körper sitzen, kann es passieren, dass der Körper die Arme seitlich aufstützt. Der Rücken wird von den unteren Wirbeln her, leicht begradigt und die Arme heben den Oberkörper leicht an, manchmal auch aus. Es kommt auch vor, dass der Oberkörper gedreht wird. Das kommt meist dann vor, wenn die obere Wirbelsäule oder Schultern gelockert werden.

Manchmal dreht der Körper auch noch das Becken, die Hüften und damit die Beine. Die Figuren sind ganz individuell.

Legt sich aber der Körper auf die Liege oder auf der Matte auf den Fußboden lang, kann es vorkommen, dass der Therapeut den Kopf, die Füße oder den Bauch behandeln soll. Das sollte er selbst aus den Fragen nach Narben herausfinden.

Auch darf der Hilfesuchende seine Knie im Liegen, nach Gefühl anwinkeln. Der Körper gibt uns Signale, die wir verstehen sollten. Lässt der Körper die Beine runter rutschen, ist das richtig. Meistens rutschen die Beine dreimal. Falls die Knie angewinkelt bleiben, kann es passieren, dass der Körper das Becken anhebt, so dass der Körper beim dritten mal auf den Schulterblättern steht. Seltener kommt es zur „Yogabrücke". Alles ist richtig. Treibt der Körper die Knie weiter auseinander, renkt er die Hüften ein. Der Körper macht das meist alles selbst.

Angewinkelte Knie, könnte der Therapeut dann vielleicht anfassen. Sind die Beine leicht, gibt der Körper Signal, wie bei der Kinesiologie, langsam und leicht nach oben zu drücken. Geht das nur schwer, dann bitte nicht den Körper dazu zwingen, das bringt nichts.

Vielleicht legt der Körper das ganze Becken nach rechts oder links. Damit dreht der Körper das Becken und die Wirbelsäule locker. So wie der Körper das macht, so ist das richtig.

Dreht sich der Körper dann vielleicht auf den Bauch, signalisiert der Körper dem Behandelnden, er solle die Füße oder den Steiß behandeln, denn im Sitzen und im Stehen sind diese Stellen schlecht zu erreichen. Falls der Hilfesuchende über einen Druck im Brustkorb klagt, weil dieser darauf liegt, sollte der Therapeut den Hilfesuchenden beruhigen. Der Körper drückt den Brustkorb in die richtige Form.

Alles passiert in drei Schritten. Erst drückt der Körper, fast grenzwertig schmerzhaft. Das zweite Mal schon weniger. Beim Dritten mal sagt er vielleicht, das das eine oder andere Problem auf einmal weniger oder weg ist.

Auch wenn der Hilfesuchende liegt, ob auf dem Rücken oder auf dem Bauch, es kann alles passieren, alles funktioniert vom Körper selbstständig.

Sollte gar nichts weiter passieren, der Mensch ist in Trance, die Arme liegen locker oder schwer, etwas abgespreizt vom Körper, will uns der Körper etwas sagen. Es gibt Situationen in denen anscheinend nichts passiert. Hier sollte der Therapeut den Hilfesuchenden nicht ansprechen. Der Körper sagt uns mit der Müdigkeit, das er im Gehirn repariert. Der Hilfesuchende möchte bitte sagen, wenn er wieder ansprechbar ist.

Fühlen sich die Hände leicht an, kann der Behandelnde beide Hände des Hilfesuchenden an den Handgelenken mit seinen Händen umfassen. Der Behandelnde verharrt in dieser Stellung, er wartet auf ein Zeichen vom Körper, der meist beide, fast gestreckten Arme erst von den Schultern entweder dreht oder gleich vom Boden leicht abstößt. Manchmal kommt es vor, dass erst ein Arm vom Körper selbst gedreht wird.

Der Körper selbst führt absolut Regie, der Behandelnde fühlt, was der Körper will.

Erst nachdem der Körper die Schultern gedreht und in die richtige Position brachte, schiebt der Körper dem Behandelnden die Arme immer weiter heraus. Der Behandelnde umfasst die Handgelenke des Hilfesuchenden nur „auf Zug" oder auf Spannung. Der Behandelnde darf weder was dazu machen noch weniger. Sollte er mehr ziehen, zeigt der Körper ihm das mit wiederholten Übungen so lange, bis der Behandelnde das verstanden hat, das heißt, mehr wie dreimal die gleiche Bewegung.

Wenn zum Beispiel ein Hilfesuchender zehnmal hintereinander gähnt, dann heißt das für den Behandelnden, er sollte doch eher den Kiefer behandeln.

Der Körper schiebt dem Behandelnden die Arme des Hilfesuchenden aus den Ellenbogen oder gleich den Schultern, dann aus den Schulterblättern. Nachdem die Schulter und Schulterblätter gelockert wurden, hebt der Körper zuerst den Kopf ein wenig an. Manchmal hängt der Kopf auch nach hinten runter. Könnte passieren, dass der Kopf so schwer wird, dann zieht er wieder zurück. Damit renkt der Körper die Wirbel der Halswirbelsäule ein. Der Kopf geht beim zweiten mal etwas höher. Je nachdem wie krank oder schief die Wirbel des Hilfesuchenden sind, kann der Körper beim zweiten mal schon bis zu den Brustwirbeln hoch, zieht meist wieder zurück, legt meist sanft den Kopf auf die Matte. Sollte das Zurücklegen des Kopfes nicht sanft erfolgen, ist das richtig und hat einen Grund.

Erst beim dritten Mal hat der Hilfesuchende das Gefühl, das vom Rücken „Jemand" schiebt. Das macht der Körper selbstständig und meist drei mal oder dreimal drei mal. Also immer in dreier Schritten.

Der Behandelnde darf nicht an dem Körper ziehen oder schieben.

Und so funktioniert das auch mit den Beinen. Einmal oben, dann wieder unten. Wenn die Füße leicht sind, werden sie an den Fußgelenken gepackt. Der Körper zeigt dann den Weg.

Alles erfolgt in Regie vom Körper selbst. Der Behandelnde ist nur Hilfestellung, wenn der Körper das nicht alleine kann.

So packt der Behandelnde einmal die Arme am Handgelenk, dann im Wechsel die Beine. Alles geschieht meist drei mal. Wenn alles locker ist, gibt der Körper Signale zum Hochkommen. Entweder über die Arme oder er dreht sich auf die Knie.

Variante im Liegen

Liegen die Arme über dem Kopf, die Beine etwas gespreizt, dann will der Körper sich einfach nur strecken. Dann sieht es aus, als würde der Körper in der Mitte, sprich in den Lendenwirbeln, auseinandergezogen.

Der Hilfesuchende hat tatsächlich das Gefühl, das von oben an den Armen und von unten an den Füßen gleichzeitig „Jemand" zieht und der Körper, meist die ganze Wirbelsäule, wie eine Spirale, auseinandergezogen wird, dabei richtet sich das Becken. Der Behandelnde unterstützt den Körper, in dem er den Bauch mit ca. 10 cm Abstand bestrahlt. Der Hilfesuchende empfindet das als sehr befreiend.

Bilden die Arme zum Körper ein Kreuz, dann kann der Hilfesuchende das Gefühl haben, die Arme ziehen zur Seite heraus. Damit lockert sich der Brustkorb.

Um das Becken in die richtige Position zu bringen, umfasst der Behandelnde die Fußgelenke des Hilfesuchenden. Der Therapeut fühlt, was der Körper will. Lockert der Körper die Beine, die immer leichter werden, gehen seine Hände nur als Unterstützung einfach hinterher. Der Körper geht, wenn der das will, wie von alleine, in Richtung „Kerze".

Meist erst beim Dritten mal. Je nach schwere der Erkrankung kann, es muss aber nicht in jedem Fall, und nicht gleich bei der ersten Behandlung zur „Kerze" kommen. Der Körper richtet so zu sagen die Wirbelsäule,

Wirbel für Wirbel ein. Der Körper gibt Signale, ob er die Beine erst aus den Knien, dann aus den Hüften und zuletzt erst aus dem Becken heraus schiebt.

Jeder Körper steht ganz individuell auf. Meist erfolgt das Aufstehen über die Arme des Hilfesuchenden mit Hilfe des Behandelnden. Ist der Körper mit den Bodenübungen fertig, dann steht der selbstständig auf. Das geschieht alles meist mit geschlossenen Augen.

Ist dann der Körper wieder aufgerichtet, sind meist auch die Augen wieder auf. Dann ist die Wirbelsäule erst mal locker gemacht worden und gerader.

Hochkommen über die Knie des Hilfesuchenden.

Manchmal kniet der Patient noch und seine Hände greifen mit geschlossenen Augen nach einem Anhalt, ich gebe dazu immer den Stuhl. Nun kann es vorkommen, dass der Körper erst noch seine Halswirbelsäule an der Sitzkante einrichtet. Dabei legt er die Stirn auf den Sitz als Halt, der Kopf wackelt nach rechts und links und auch nach oben und unten, genau so wie es der Körper braucht. Kann auch sein, dass der Körper den Stuhl mit seinem Kopf wegschiebt. Es kann alles passieren, alles ist richtig.

Noch im Knien kann der Körper sich auch mit dem Po auf die Fersen setzen. Meist geschieht das sehr langsam und meist erst beim dritten Anlauf. Erst sitzt der Körper mit dem Po auf den Fersen. Sollten die Zehen mit behandelt werden, knicken die Zehen sich ein und dann erst setzt sich der Körper mit dem Po auf die Fersen. Diese könnten einschlafen. Selbst in der verrücktesten Stellung schlafen die Zehen oder andere Gliedmaße wieder aus.

Es darf alles passieren. Meist erst beim dritten Mal oder dreimal, dreimal.

Behandlung im Stehen und sitzen auf dem Stuhl mit geschlossenen Augen.

Der Hilfesuchende steht mit geschlossenen Augen und der Therapeut (meist im Sitzen) fasst den Hilfesuchenden, zu beider Sicherheit, nur an den Hüften an. Der Körper könnte alles alleine, aber der Therapeut gibt Sicherheit. Dabei kann es vorkommen, dass die Hüften warm werden. Die meisten Hilfesuchenden sagen: "Weil der Therapeut so warme Hände hat".

Dann bewegt sich der Körper. Erst sehr langsam und für den Hilfesuchenden fast unmerklich, fängt der Körper an, sich zu drehen. Langsam merkt er das auch. Die Bewegungen können seitlich sein. Dann dreht sich der Oberkörper meist rechts und links. Meist dreimal in die eine Richtung, dann dreimal in die Andere. Auch abwechselnd wie rechts, dann links und wieder rechts und dann links, alles ist richtig. Dann schneller bis die ganze

Wirbelsäule gelockert wurde. Nun könnten auch die Arme mitschwingen, müssen aber nicht, wie bei Rundrücken.

Dreht sich der Körper in die eine Richtung und der Kopf in die andere, ist das auch normal und alles ist richtig.

Fühlt der Hilfesuchende, dass er nach vorn kippt, fängt der Körper an, nach vorn und zurück zu schwingen. Damit zeigt der Körper, er will sich auf die Zehen stellen. Manchmal dreht sich der Körper, auch wenn er auf den Zehen steht.

Der Therapeut sollte dann gefühlsmäßig ein wenig fester die Hüften packen, so das beider Sicherheit gewahrt bleibt. Seltener kann es vorkommen, dass der Körper mit geschlossenen Augen durch das ganze Zimmer läuft. Alles ist richtig. Seltener geht der Oberkörper nach vorn und dann auf den Fußboden.

Wenn der Körper auspendelt, und nichts mehr passiert, hat der Patient meist das "Hinsetzgefühl". Meist gehen dann die Augen auf. Das heißt, nur erst einmal in dieser Stellung ist der Hilfesuchende fertig.

Nun wird hingesetzt

Im Sitzen auf einem Stuhl mit niedriger Lehne darf diese nur bis zur Mitte des Rückens gehen.

Der Hilfesuchende setzt sich und schließt seine Augen. Seine Hände ruhen locker auf den Oberschenkeln. Dabei sollten die Handrücken die Oberschenkel berühren. Sollten die Hände runterrutschen, ist das richtig.

Im Abstand von einem bis zwei Metern sitzt der Therapeut vor dem Hilfesuchenden. Seine Hände scannen den Körper auf Narben und andere Verletzungen ab. Der Körper selber gibt die Reihenfolge dem Therapeuten vor. Das heißt, seine Hände reagieren erst bei den Narben, die vorrangig zu behandeln sind.

Da die Wirbelsäule sich schon in die eine oder andere Richtung lockerte, kommt jetzt die Halswirbelsäule dran. Dabei kann sich der Kopf nach rechts oder links drehen. In den meisten Fällen aber werden die Schultern schwer, der Halswirbel steif, will der Kopf nach rückwärts. Je nachdem wie "eingerostet" die Wirbelsäule ist, könnten die Bewegungen mal mehr und mal weniger schmerzen.

Der Therapeut muss, den Hilfesuchende mit Worten beruhigen. „Durchhalten", die Schmerzen muss der Hilfesuchende unbedingt aushalten. Der Körper schafft einen Durchbruch, deshalb kann das schmerzen. Lieber heute mal eine Stunde Schmerzen, als immer die quälenden Probleme.

Je weiter der Kopf nach rückwärts sich bewegt, desto weiter lockert sich die Wirbelsäule nach unten. Der

Hilfesuchende fühlt genau das Gegenteil. Entweder beim ersten mal rückwärts oder beim dritten mal rückwärts liegt der Kopf so weit nach hinten, dass, wenn jemand hinter ihm säße, sich die beiden anschauen könnten. Der Hilfesuchende fühlt sich wie an einem Sturmhaken festgesetzt. Er kann seinen Kopf nicht hoch nehmen, und sollte bitte nicht versuchen, hoch zukommen. Der Körper macht so lange, bis wir begreifen, was der Körper will.

Wir gaben dem Körper die freundliche Anfrage zur Heilung und nun macht er, was er kann.

Der Sturmhaken löst sich langsam von der unteren Wirbelsäule. Allmählich, wie an einer Kurbel gedreht, findet der Kopf seinen Weg zurück in die Normalstellung, was nochmal schmerzen könnte. Erleichtert stellt der Hilfesuchende meist fest, dass entweder die Wirbelsäule, die Finger oder Zehenspitzen warm werden. Die Prozedur geht dreimal. Beim dritten mal nach oben wird wahrscheinlich der ganze Körper warm.

Alles geht wie geölt. Er staunt, seine Schmerzen sind sehr viel weniger geworden. Je nach dem, wird noch zweimal im Stehen und zweimal im Sitzen behandelt. Seine Augen gehen ganz von alleine auf. Meist fühlt sich der Patient richtig locker und leicht. Das Zeichen, das wir für heute fertig sind.

Sollte der Kopf nach zwei Stunden noch nicht die Normalstellung eingenommen haben, dann könnte der Körper auf Depressionen aufmerksam machen. Dann unterdrückt der Hilfesuchende wahrscheinlich seine Tränen. Denkbar wäre auch, der Behandelnde sollte eine andere Region, statt den Kopf, die Füße behandeln.

Große und kleine Beziehungen

Ein Mann klagte über chronische Knieschmerzen. Nachdem ich alle seine Narben und andere Verletzungen behandelte, sprachen seine Knie immer noch nicht an, das wunderte mich sehr. Ich fragte noch einmal.

Dann erinnerte er sich an eine Schnittverletzung an seinem rechten Zeigefinger zweites Fingergelenk, die sogar eine Narbe hinterließ.

Ich behandelte diese Narbe am rechten Zeigefinger, diese Narbe reagierte mit seinem Knie.

Zuerst mit Schmerzen, dann aber wurden die Schmerzen am Knie weniger.

Nach der zweiten Behandlung schmerzte das Knie schon viel weniger, zur dritten Behandlung war der Knieschmerz weg. Nun schaute ich mir die Hände genauer an.

Wenn das zweite Fingerglied des Zeigefingers ein Knie ist, dann könnte der Zeigefinger ein Bein sein.

Empirisch gewonnene Erkenntnisse oder Alles hat zu Allem eine Beziehung.

Außer den Handreflexzonen, die wohl jeder kennt, gibt es noch eine große Beziehung der Finger zu den Gliedmaßen, die ich entdeckte.

Legen Sie Ihre linke Hand mit der Innenfläche auf Ihren linken Oberschenkel.

Hier zeigt:

- der linke kleine Finger auf den linken Arm;
- der linke Ringfinger auf das linke Bein;
- der linke Mittelfinger ist verantwortlich für die Wirbelsäule;
- der linke Zeigefinger auf das rechte Bein;
- der linke Daumen auf den rechten Arm,;
- die linke Handinnenfläche ist verantwortlich für den Bauch, aber auch für die ... Gehirnhälfte (aus der Hand lesen).

Der linke Handrücken ist für den Rücken mit Muskulatur und Nieren, verantwortlich.

Umfassen Sie mit Ihrer rechten Hand Ihr linkes Handgelenk, diese Gelenke rechts und links stehen für die Hüften, die gedachte Achse zu den Lendenwirbeln, natürlich auch zur Halswirbelsäule.

Legen Sie Ihre rechte Hand mit der Handinnenfläche auf Ihren rechten Oberschenkel.

So zeigt der:

- rechte kleine Finger auf den rechten Arm;
- der Ringfinger zeigt auf das rechte Bein;
- der Zeigefinger auf das linke Bein;
- der Daumen auf den linken Arm;
- die Handinnenfläche ist zuständig für den Bauch, aber auch für eine Gehirnhälfte.

Jeder Finger hat wieder seine Fingerglieder, die auch wieder ihre Beziehungen haben.

Der kleine Finger der linken Hand.

Hier steht der Fingernagel für die Finger der linken Hand;

- das erste Fingergelenk für das linke Handgelenk;
- das zweite Fingergelenk ist zuständig für den linken Ellenbogen, das Glied das in:
- die Handinnenfläche geht, steht für das linke Schultergelenk.

Der Ringfinger der linken Hand.

- die Fingerspitze mit Nagel, steht für die Zehen des linken Fußes;
- das erste Fingergelenk für das Fußgelenk;

- das zweite Fingergelenk ist für das Knie verantwortlich und das Gelenk, was in die Hand hinein geht, steht für die Hüfte.

Die Mittelfinger haben große Beziehungen zur Wirbelsäule, sie haben auch Ihre Einteilung.

- der Fingernagel steht für den Kopf;
- das erste Fingergelenk ist verantwortlich für die Halswirbel;
- das zweite Fingerglied für die Lendenwirbel;
- das Fingerglied was in die Hand hineinragt, steht für das Kreuzbein.

Der Zeigefinger der linken Hand:
- Er ist verantwortlich für das rechte Bein.
So kann man das weiterführen.

Alles hat zu Allem eine Beziehung

1. Der Kopf

Unter dem Haarteil und hinter der Stirn liegt das Gehirn.
Die Stirn hat große Beziehungen zum Bauch, dieser wieder zu den Handinnenflächen. Der Mensch hat zwei Handinnenflächen, aber auch zwei Gehirnhälften.

Das Kinn hat große Beziehungen zum Steiß, natürlich auch zur Halswirbelsäule.

In den Ohren liegt noch mal der ganze Körper. Man hat zwei Ohren und zwei Gehirnhälften.

Die Ohrakupunktur zeigt die Punkte zu den zugehörigen Organen. Die Wangen rechts und links pflegen große Beziehungen zu den Brüsten, die Wangenknochen zu den Rippen.

Die Nebenhöhlen pflegen Verbindungen zur Lunge.

Die Nase verkörpert die Wirbelsäule.

Die Lippen stehen für das Herz.

Der gesamte Kiefer pflegt große Verbindung zum gesamten Becken. Der Unterkiefer(Gelenke) zu den Hüften, der Oberkiefer (rechts und links) zu den Schultern rechts und links.

Die meisten Menschen haben 32 Zähne, die pflegen ganz große Verbindung zu den meist 32 Wirbeln.

Die Wirbel schützen das Rückenmark, ähnlich schützen die Zähne die Zunge.

Die Mundhöhle pflegt große Beziehungen zur Bauchhöhle.

2. Die Wirbelsäule

Vergleichbar mit einer riesigen Autobahn.

Je größer der Wirbel der Wirbelsäule, umso größer ist das dazugehörige Gelenk.

Die Hände stehen in großer Verbindung zur Halswirbelsäule. Vom Kopf zur linken Hand runter nach unten in den Körper, die rechte Hand vom Körper hoch zum Kopf.

Sieben Halswirbel pflegen große Verbindung zu den Händen. In jeder Hand liegt nochmal der ganze Körper, siehe Handreflexzonen. Wir haben meist zwei Hände aber nur einen Körper und ein Großhirn, das besteht aus zwei Gehirnhälften. Sollte eine Seite, durch Krankheit aussetzen, kann durch Lernübungen die Eine die Andere ersetzen.

Denken wir uns eine Linie von der Mittelfingerspitze innen bis zum Handgelenk, diese verkörpert die Wirbelsäule. Von den Fingerspitzen bis zum Handgelenk sind es sieben kleinere Gelenke (sieben Halswirbel). Die Handinnenfläche gehört zum Bauch, aber auch zum Gehirn. Der Bauch liegt im Becken. Die Fingerspitze des Mittelfingers, mit Fingernagel, ist verantwortlich für den Kopf. Unter dem Nagel des Mittelfingers liegt das Gehirn. Das erste biegsame Fingergelenk verkörpert die Halswirbelsäule. Und so weiter.

Die „Achse" der Handgelenke, Richtung Unterarm, verkörpern die Lendenwirbelsäule, die rechts und links der Handgelenke die Hüften, zugeordnet werden kann.

Die Achse der Handgelenke, Richtung Hand, als „Halswirbelsäule", diese geht mehr in die Hand hinein. Der Kranz der Handinnenfläche hat große Beziehung zum gesamten Kiefer. Der obere Teil der Hand, Richtung Finger, hat dann große Beziehungen zum Oberkiefer. Der untere Teil vom "Kranz" zum Unterkiefer, der pflegt große Beziehungen zu den Hüften.

Daran sehen wir, dass der große Teil der vorderen Hand mit Finger zum Oberkiefer zugeordnet werden kann. Der trägt für den gesamten Oberkörper und Kopf Verantwortung.

Zwölf Brustwirbel sind verantwortlich für die Rippen mit den darunter liegenden Organen.

Das sehr stabile Kreuzbein, trägt Verantwortung für die Hüften und Beine. Diese Ähnlichkeit der Beckenschaufeln mit den Schulterblättern dürfte auffallen.

Der Steiß hat fünf zusammengewachsene Wirbel. Diese kommunizieren mit beiden Füßen und dem Kopf. Wie bei der Beschreibung der Hand, so tragen die „Steißbeinwirbel" Verantwortung für die Gelenke der Füße. Das heißt, die gedachte Linie der zusammengesetzten Füße, von den Zehenspitzen der großen Zehen zu den Fersen, also wieder die Wirbelsäule.

Beide Füße tragen große Verantwortung für den ganzen Körper, siehe Fußreflexzonen. Setzen wir beide Füße eng zusammen, ergeben sie einen ganzen Körper, (siehe

Fußreflexzonen). Eine gedachte Linie von den großen Zehen bis zur Ferse verkörpert die Wirbelsäule.

Die gesunde Wirbelsäule hat eine leichte Wellenlinie. Wie die Füße aussehen, so sieht auch die Wirbelsäule aus. Vergleichen Sie aus den Fußreflexzonen Hallux und Halswirbel.

In den Fußreflexzonen (Handreflexzonen) finden wir, in allen Zehenspitzen (Fingerspitzen) zusammen, die Nebenhöhlen.

Das Gehirn liegt unter den Zehennägeln der großen Zehen. Diese sind verantwortlich für den Kopf. Das Schlafzentrum liegt nicht nur im Kopf, es liegt in den großen Zehen.

Die Spanne beider Füße ist verantwortlich für den gesamten Bauch.

In den Fußreflexzonen finden wir bekanntlich die Hüften an den Fußgelenken.

Wir haben zwei Hände, in jeder Hand liegt der gesamte Körper. Vielleicht für die Behandlung von Migräne interessant.

Ein Fuß aber trägt Verantwortung für eine Körperseite. Vielleicht für Behandlung von Schlaganfall interessant.

Im Aufbau gleichen sich die menschlichen Körper

Dennoch ist jeder Mensch individuell.

So besteht jeder Baum aus Wurzeln, Stamm, Ästen und einer Krone. Dennoch ist jeder Baum individuell. Schneeflocken sehen für uns Menschen immer gleich aus, dennoch ist jede Schneeflocke individuell. Und so führt unser Universum das fort.

Kein Ei gleicht dem Anderen.

So geht es nicht nur unserer Erde. Vielleicht gibt es im Universum, unter den unzähligen Galaxien eine oder viele andere Erden.

Wir Menschen gehen immer von Menschen aus, von der Erdzeit.

Vielleicht gibt es andere Galaxien, die in einem anderen embryonalen Zustand sind.

Oder eine Galaxy die eine „Erde" in einem anderen „embryonalen" Zustand beinhaltet.

Dennoch wird jede Einzelne ganz individuell sein, so wie jeder Mensch.

Für Ameisen sind Menschen vielleicht wie Planeten. Für Darmbakterien ist der Mensch vielleicht wie ein Planet oder Galaxie.

Vergleichen wir eine Darmreinigung mit dem Weltuntergang. Bei beiden könnte ein geringer Teil überleben und sich weiter vermehren.

So wie der Mensch in mehreren embryonalen Zeiten wächst, so wächst vielleicht auch die Erde, deshalb driften vielleicht die Erdteile auseinander. Ich sehe das als eine Art „Wachstum" oder „Schwangerschaft". Die Polumkehr als Drehung des Embryo.

Die Erde wird vielleicht niemals oder von uns unvorstellbarer Zeit untergehen. Wissenschaftler entdeckten in heutigen Wüsten über 12 Millionen Jahre alte Steine, die davon zeugten, dass diese einst vom Meer bedeckt waren. In einer Wüste entdeckten Wissenschaftler sogar Steine, die vor ca. 12.000 Jahren von intelligenten Wesen wie Menschen bearbeitet worden.

„Der Urknall"

Vielleicht gebärt Mutter Erde eines Tages ein „Kind".
Die Wissenschaftler sprechen immer von dem "Urknall". Vergleichen wir die menschliche Befruchtung mit dem Urknall. Selbst vor dem Urknall muss „was" existiert haben. Wahrscheinlich immer in anderen Dimensionen. Wenn der Strand zu Ende ist, fängt das Meer an. Selbst die

Erde ist von Asteroiden "befruchtet" worden. Die Wissenschaftler sprechen von einer „Bombardierung". Ich sehe das als Befruchtung.

Sie errechneten einen galaktischen Zusammenstoß unserer Milchstraße und Andromeda. Sieht man das positiv, könnte das eine „Vereinigung" sein, wie zwei Liebende beim Liebesspiel.

Denkbar wäre, dass die Erde vor Milliarden Jahren die gleichen Bedingungen wie heute mit dem Menschen erleben musste.

Der Mensch strebt nach künstlicher Intelligenz. Vielleicht sind wir „nur" ein Produkt daraus.

„Wie im Großen, so im Kleinen"

Das menschliche Sperma ist nicht einfach nur "Sperma". Im Hodensack wimmelt es von Spermien.

Samenfäden spüren, die Zeit ist reif für eine "andere Welt".

Das klingt erstmal seltsam. Normal werden Millionen von Spermien im Hodensack erzeugt. Aus dem Penis (dem männlichen Glied) herauskatapultiert in die weiblichen Geschlechtsorgane „geschwemmt".

Nur ein oder zwei von diesen Spermien, durchbrechen die Eizelle eines weiblichen Wesens, vorausgesetzt eine bestimmte Zeit der Befruchtung.

Ein wenig Wahrheit ist immer in den Geschichten von den Riesen und den Zwergen.

Nehmen wir an, das Sperma eine gewisse Intelligenz besitzt, die Spermien vielleicht wie die Zwerge aus einer anderen Dimension (hier vom Hodensack) sind.

Die sind nicht einfach da, die wachsen wie alles, was Natur ist.

Bevor Spermien überhaupt reifen können, bedarf es doch einem männlichen Wesen. Alleine dieses Wesen braucht zum Leben Sauerstoff, entsprechende Umwelt und Ernährung.

Von den vielen Spermien, die versuchen in die Eizelle einzudringen, schaffen es nur ein oder zwei, in seltenen Fällen auch mal sieben.

Dann beginnt die nächste Dimension. Nach mehreren Stadien und nach der richtigen Reife, geht es in die nächste Dimension. Alles braucht seine Zeit und ist ein ewiger Kreislauf.

Von der Befruchtung der menschlichen Eizelle bis zur Geburt eines Babys liegt eine Zeit von ca. neun Monaten. In dieser Zeit durchlebt der Embryo alle Stufen der embryonalen Zeit. Bei der Geburt wird er aus seiner kleinen Welt in die Unsrige „gestoßen". Hier beginnt für ihn eine andere Dimension.

Der Mensch wird circa 80 Jahre alt, in dieser Zeit durchlebt er alle Stufen des menschlichen Seins. Vielleicht geht es danach auch in eine uns unbekannte Dimension. Ein Planet wird „geboren"(Urknall), er hat seine Aufgaben im Universum.

Ein Mensch wird geboren und hat seine Aufgabe auf der Erde.

Theoretisch gehören zu einem Ergebnis mindestens zwei Komponenten mit den Voraussetzungen des dafür vorgesehenen Zusammenspiel.

Ob ein Planet geboren wird oder aus einem Ei ein Küken schlüpft, es ist das gleiche Prinzip. Bei allen aufgeführten Beispielen besteht der Unterschied in der Zeit und seiner Umwelt.

So wie der Mensch nicht alleine lebt auf der Erde, so ist sie nicht der einzige bewohnbare Planet im unvorstellbar großen Universum.

Warum „Alles in Allem" zu finden ist

Ich sehe den Körper als ein Ganzes, so sollte auch die Gesundheit, Religion mit seinen Zweigen und der Esoterik ein Ganzes sein.

Als ich wiedermal pendelte, klingelte es an der Tür und mein Freund, ein absoluter Atheist, besuchte mich.

Mit ihm konnte ich alles besprechen, nur in einem waren wir uns absolut nicht einig. Jeder hatte zur Religion seine eigene Meinung und dort schieden sich unsere Geister.

Er war Atheist und ich Christ.

Und nun sah er mich pendeln, er riss mir dieses Pendel aus meiner Hand und fragte das Pendel: "Ist die Brigitte dumm?".

Das Pendel kreiste, was „ja" bedeutet. Mich ärgerte das, konnte aber sein, dass er selbst dem Pendel etwas nachhalf, sich zu drehen.

Ich riss ihm das Pendel aus seiner Hand und fragte: ob mein Rüdiger dumm sei.

Erstaunt war ich schon darüber, das Pendel kreiste wieder, was „ja" bedeutete, ich half aber nicht nach.

Nun, da Rüdiger auch dumm war, fragte ich das Pendel: "Sind alle Menschen dumm?".

Das Pendel antwortete wieder mit Kreisen, was „ja „bedeutet.

Irgendwie beruhigte mich das schon, dass alle Menschen dumm sind.

Na, sagen wir mal, dass wir Menschen nicht das „Höchste" sind.

Warum wir alle Brüder sind

Mein Freund, der Atheist war, sagte immer: „Die Religion verdumme die Menschen, in seinem Haus hat Gott nichts zu suchen".

Das war das einzige Thema, wo sich unsere Geister schieden.

Dabei rettete er selbst mal einer Frau das Leben. Er sah mitten in Paris, nach einem Verkehrsunfall eine Frau eingeklemmt in ihrem brennenden Auto. Sofort hielt er an, sprang aus seinem Lkw, zog die Frau heraus und löschte mit seinem Feuerlöscher diesen Brand.

Er konnte mit seinem Lkw nicht die Straße blockieren, deshalb fuhr er sofort danach weiter.

Diese Frau muss auch gedacht haben: „Mich rettete ein Engel". Ich sagte ihm, dass er ein guter Mensch ist.

Gott heißt gut. Gott sagte: „Ich bin, der ich bin."

Heißt französisch: „Je suis ce que je suis"

In jedem Land spricht man Wörter anders aus.

Zieht man das Wort „je suise", das ist französisch, und heißt: "Ich bin", zusammen, erkennt man darin Jesus. Also „ich bin" heißt „Jesus".

Egal wie das Blatt gewendet wird, wir Menschen sind alle Brüder und es gibt sehr wahrscheinlich nur einen Gott.

Das Wort „Gott" ist deutsch, heißt aber englisch God.

Gibt man ein doppeltes „O", also „oo", heißt das im englischen „Good", das heißt auf Deutsch: „Gut".

Wir sind alle Brüder und gut.

Mittler zwischen Gott und den Menschen

Selbst in der Kneipe im Dorf diskutieren die Menschen über die Kirche und Gott.

Meiner Meinung ist die Kirche ein Mittler zwischen Gott und den Menschen. Mein armer Nachbar, (wir sind zerstritten) würde eher verhungern, als mich nach etwas Brot zu fragen. Oder gebe ich ihm, so nimmt er von mir nichts.

Ich gebe, was ich übrig habe, an die Kirche. Mein armer Nachbar bekommt von der Kirche und ist glücklich. Er weiß aber nicht, von wem diese Hilfe kommt. Falls er eines Tages dann etwas übrig hat, gibt er sicher gern der Kirche, um den Armen zu helfen, sowie auch Andere ihm geholfen.

Gott liebt uns!

Unglaublich logisch!

Meine Lieblingsbeschäftigung ist es zu forschen. Ich fand die Ursachen von Krankheiten und Schmerzen. Schaute im Internet, ob es bessere Methoden gibt.

Stieß dabei in die Sphären der Wissenschaft und der Religionen. Seit der Vereinigung Deutschlands verspürte ich, einen Drang die Pyramiden von Giza, zu sehen. Mein Pendel sagte: „Nein".

Meinen Traum verwirklichte ich 2009 siehe „Oma mutterseelenallein in Kairo und der Sprache nicht mächtig".

Der Heilige Gral

Jede Mutter gibt ihrem Kind einen Namen. In der Stunde der Namensgebung spricht die Mutter mehrere Namen aus. Sie erhört ob dieser oder jener Name, der richtige ist. Jeder Name hat seine eigene Bedeutung.

Den Heiligen Gral fand ich, als ich in YouTube einen Trailer „vom Gedächtnis des Wassers" sah. Wasser heißt auf Englisch „Water", das klingt wie „Vater" natürlich das Wasser! Was steht in der Bibel? Gott spricht: "Ich bin das A und das O". Also der Anfang, ja richtig, das Wasser ist der Anfang. Das Wasser ist der Anfang und das Ende, richtig! Was wäre die Erde ohne Wasser?

Nur durch Zufall kam ich auf die Suche nach dem Heiligen Gral.

Ich zerpflückte das Wort „Gral".

G wie Gott

Ra (Gott Ra oder Re, verdeckt auch Ru)

I oben so unten.

Nun schaute ich genauer, was der Gral ist. Jeder sucht nach einem Gegenstand. Bei fast allen meinen Überlegungen, ob Ursachen von Krankheiten und Schmerzen oder Religionen, immer werfe ich alles in einen Topf, ziehe mir die Mitte heraus, dann bekomme ich das Ergebnis.

Es gibt nur einen realen Gott, der sehr wahrscheinlich in Ägypten seinen Anfang nahm.

„Real" zerpflückt, dann kommt man auf:

Re(Gott Re oder Ra)

a (Anfang)

l (wie oben so unten)oder al(alle).

Pyramide zerpflückt:

„Py" für „Pi", steht für 3,14;

Ra steht für Gott Ra;

 Mid für Mind für Geist oder Mitte, die Zentrale, also der Kern.

Vater und Mutter

Zeichne, per Hand auf ein Blatt Papier, ein großes „M"
wie Mensch oder Mutter.

Englisch heißt das „Mother".

Das V von Vater passe von oben, in die Spitze des „M"
ein.

Also „befruchtet" der Vater die Mutter.

Der Vater (das Wasser), befruchtet die Mutter (die Erde).

Zerpflücke den Namen „Jesus".

„Je" ist französisch, heißt auf Deutsch: „Ich".

„Suis" ist französisch, heißt auf Deutsch: „Bin".

Gott sagte: „Ich bin, der ich bin". Das heißt französisch:
„Je suis qui je suis". Das Wort zusammengesetzt heißt:
Jesuis. Ähnelt sehr „Jesus".

Zerpflücke das Wort „Jerusalem".

„Je" französisch, heißt auf Deutsch: „Ich".

„Ru" für Gott Ra, oder Re,

„Salem" klingt wie Shalom, was „Frieden" heißt.

Zusammen heißt das:

„Ich, Ra des Friedens".

Ähnlichkeiten und Zusammenhänge zum Nachdenken:

- Aton und Atom. Aton ist eine altägyptische Gottheit.
- Atomkern unserem Zellkern.
- Der Zellkern, vergleichbar mit der Sonne.

Interessante Ordnungszahlen der Tafel der chemischen Grundelemente

Die Quersumme der 118 Chemischen Grundelemente ist 10, also 1.

Das erste Grundelement ist H, Wasserstoff mit der Ordnungszahl 1.

Der erste Buchstabe im Alphabet ist A, also der Anfang, die 1 ist das Höchste, also Gott.

Gd, Abkürzung für Gadolinium, hat die Ordnungszahl 64, die Quersumme heißt 1. Die entsteht aus, 6 plus 4=10. Die „0" fällt weg.

Pd, Palladium, hat die Ordnungszahl 46, die Quersumme ist 1.

Ra ist Radium, wurde von Radius abgeleitet und hat die Ordnungszahl 88, die steht für unendlich). Die Quersumme ist 7, die Jupiter zugeordnet werden kann.

AU ist Gold und hat die Ordnungszahl 79 auf der Tafel. Die Quersumme ist 7.

N ist Stickstoff und hat die Ordnungszahl 7 auf der Tafel,

Ne ist Neon und hat die Ordnungszahl 10. Vielleicht für Neutron.

S ist Schwefel, hat die Ordnungszahl 16, Quersumme 7 auf der Tafel. Die 7 und das S steht für „Sonne" und für Gold.

Es gibt ein „Es", hat die Ordnungszahl 99 (Einstein), Quersumme 9, Jesus.
Und ein „Si", zugeordnet der Ordnungszahl 14, hat die Quersumme 5 (Mars, Kampf).
Das „Er", zugeordnet der Ordnungszahl 68, hat die Quersumme 5(Mars, Kampf).
Das sind nur Anregungen zum Nachdenken.

Jeder Mensch braucht eine gewisse Ordnung, das steckt einfach in der Natur, nicht nur des Menschen drin. Frauen aber können Männer nicht verstehen.

Im 20. Jahrhundert geriet diese Ordnung auffällig aus den Fugen, vielleicht so, wie das Magnetfeld der Erde.

Ich bin ein sehr gläubiger Mensch. Aus diesem Grunde verstehe ich, warum Frauen im Islam neutral den Männern gegenüber stehen.

Heutzutage, in unserer Gesellschaft, steht die europäisch gekleidete Frau gleichberechtigt dem Mann gegenüber. Sie verdreht den Männern, ob unbewusst oder nicht, ob verheiratet oder nicht, den Kopf, das macht die Männer doch verrückt.

Frauen aber, können Männer nicht verstehen.

Männer werden schon seit ihrer Kindheit auf der Straße sichtbar übersättigt von schönen Frauen.

Ich halte nichts von der Brutalität und von den Verbrechen der „IS" und distanziere mich davon.

Ich hoffe aber, dass die heutige Generation den wahren Glauben wieder findet. Die Kinder sollten im Religionsunterricht schon erfahren, dass alles seine Ordnung hat.

Ob der Koran den Muslimen oder die Bibel den Christen. Ich las die Bibel, und dass die Frau dem Manne untertan sein sollte.

Ich bin der Meinung dass, wenn der Mann seine Frau liebt, dann lässt er sie bis auf eine Stufe zu ihm hoch. Er steht immer eine Stufe höher, immer!
Stehen zwei auf einer Stufe, dann gibt es immer ein Tauziehen.

Einmal, nach Feierabend, sprach mein Freund ein ernstes Wörtchen mit mir. Ihm gefiel nicht, wie offen und unbeschwert freundlich ich die Männer in seiner kleinen Kneipe bediente, mit ihnen redete und insgesamt mit ihnen umging.
Er sagte: „Die Männer könnten meine freundliche Art anders verstehen, es sind eben Männer!"
Ich war mir aber keiner Schuld bewusst. Seine mahnenden Worte in meinem Hinterkopf benahm ich mich distanzierter gegenüber den Männern und wir hatten zehn wundervolle Jahre bis zu seinem Tod.

Teil 2

Wie ich zu meinen empirischen Erkenntnissen kam

Mein ganzes Leben, denke ich über Gott und die Welt nach.

Aus dem Fenster der Einraumwohnung meiner Oma beobachtete ich, meist am Wochenende oder auch in den Schulferien, die Leute auf der Straße oder fuhr Rollschuh auf einer der wenigen asphaltierten Straßen Leipzigs.

Abends schlief meine Oma auf ihrer Couch. Sie überließ mir ihr Bett in der Bettnische.

Vor dem Einschlafen betrachtete ich nachdenklich das schöne Gemälde am Fußende über dem Bett. Ich erinnere mich noch an die hochgewachsenen Nadelbäume, den großen Stein, der schon wie ein Felsen aussah und dieses riesige Kreuz darauf oder dahinter. Ich ahnte, das Bild sei irgendwas Christliches.

Meine Schulfreundin ging in die Christenlehre. Ich fragte sie, ob sie mir mal von Jesus oder Gott erzählt. Sie wollte oder konnte mir nichts erzählen. Daraufhin bat ich sie, mich mal mit in die Christenlehre zu nehmen. Das wollte sie auch nicht. Böse war ich ihr nicht, meine Neugier aber wuchs.

Mit meinem zwanzigsten Lebensjahr las ich an der Kirche einen Aushang mit der Einladung zur Diskussion, ob man für Gott das Wort „Natur" einsetzen kann. Dieser Satz verfolgte mich von da an.

Viele Menschen geben Gott die Schuld, wenn in ihrem Leben etwas schief ging. Meine Mutti trat aus der Kirche aus. Sie sagte wie andere Witwen: "Weil mein Mann im Krieg geblieben ist". Gott macht doch keine Kriege, die machen Menschen.

Ich heiratete einen Christen, ein anderer kam für mich nicht infrage. Kennengelernt hatte ich ihn als sehr liebevollen, einfühlsamen Kollegen und Mann. Nach einem Jahr Ehe, oder nach der Geburt meines zweiten, aber seines ersten Sohnes, entpuppte der sich als scheinheilig.

Gleich nach der Eheschließung wollten wir uns auch noch kirchlich trauen lassen. Da ich aber leider nicht getauft war, musste ich das nachholen. So nahm ich Unterricht beim Pfarrer, nickte immer, als hätte ich verstanden und gehörte zum Kreis der Gläubigen. Beim Umzug kann man die Kirche nicht mitnehmen, deshalb stellte ich mich dem neuen Pfarrer vor.

Anfangs traute ich mich nicht, ihn von meiner Heilkraft zu erzählen.

Schon ein paar Tage später begegnete er mir auf der Straße.

Ich nahm meinen ganzen Mut zusammen und fragte ihn, ob ich mit meinen Händen heilen dürfe. Ich war wie vom Donner gerührt. Er ließ mich mit den Worten stehen: „Fragen Sie Gott!"

In der alten Gemeinde wurde ich getauft, aber wie sollte ich Gott fragen?

Als Genossenschaftsbäuerin arbeitete ich auf den Feldern. Zu den Pausen, oder wenn es regnete, saßen wir im Bauwagen und die Frauen tauschten ihre Erfahrungen aus. In dieser Zeit studierte ich in der Bibel ein Kapitel nach dem anderen. Verstand ich mal was nicht, schlug ich das Buch der Bücher zu, dachte darüber nach bis ich die Antwort wieder in der Bibel fand.

Manchmal musste ich über Kriege weinen.

Aber es steht auch, dass jeder eine Gabe hat. Der Lehrer lehrt, ein Prediger predigt.

Die höchste Gabe aber, ist die Liebe.

Dann stand doch tatsächlich, ich soll ausziehen, um das Evangelium zu predigen. Nein, meine Familie konnte ich nicht verlassen, das war nicht möglich. Über die Gabe mit meinen Händen erübrigte sich das.

Heilungsuchenden sagte ich nichts von Gott, die sollten selbst drauf kommen. Fragten mich Ungläubige, sprach ich vom „Körper der sich selber heilt". Gläubige brauchten keine Erklärung.

Alles fing mit Betti an

Dackelhündin Betti tobte den Tag mit den Kindern auf unserem Grundstück. Nahm ich das Fahrrad aus dem Schuppen um ins Dorf einzukaufen, wollte Betti unbedingt mit. Sie brachte ihre Leine in der Schnauze. Ich fuhr sehr langsam, aber es kam vor, dass sie vor das Fahrrad lief und sich überschlug. Das tat mir jedes Mal in der Seele weh. Sie schüttelte sich und lief ordentlich neben dem Fahrrad weiter.

Betti schlief so süß auf der Couch. Ich wollte sie streicheln, wollte sie aber auch nicht munter machen. Meine Hände schwebten schon über ihrem Körper, aber was war das? Betti verdrehte ihre wunderschönen braunen Dackelaugen. Erschrocken hob ich den buschigen Dackelschwanz an, aber sie rührte sich nicht. Was habe ich getan? Und dieses eigenartige Gefühl in meinen Händen. Ich rief ganz erschrocken: "Betti"! Sie schlug ihre unschuldigen braunen Dackelaugen auf, als wäre nie etwas geschehen.

Damals begriff ich nicht, was passierte. Mit dem seltsamen Gefühl konnte ich auch nichts anfangen. Mehrmals wiederholte ich dieses Schauspiel noch vor meiner Freundin Kerstin, die im selben Haus wohnte, es funktionierte. Heute weiß ich, mit dieser Szene auf der Couch, heilten Betti ihre Verletzungen vom Fahrrad, mit der Energie meiner Hände.

Ich gewann im Lotto und wir kauften uns ein Einfamilienhaus. Mein Ehemann Christian, die vier Kinder Kai, Marco, Marika und Marcel und ich wohnten schon ein Vierteljahr in unserem Kamenz- Haus. Nach einem gemütlichen Fernsehabend berührte mein Zeigefinger schon den Ausschalter am Fernseher. Die Ansagerin kündigte ein Interview mit der Heilerin aus Jugoslawien an, die mit ihren Händen heilt. Sofort war ich munter, erinnerte mich an das seltsame Gefühl in meinen Händen, als Betti auf der Couch lag.
Im Interview sprach die Frau Hanka von ihrem Sohn. Eine Warze an seinem Arm sollte operiert werden. Wie eine besorgte Mutter das tut, fasste sie die Warze manchmal an und beobachtete, ob diese wächst.

Als der Termin zur Operation näher rückte, war die Warze verschwunden. Frau Hanka arbeitete in einem Krankenhaus, sie rieb die Rücken der Patienten mit einer Salbe ein. So schnell wie dabei die Schmerzen verschwanden, konnte die Salbe gar nicht einziehen. Sie begriff, dass sie Heilkräfte besitzt.

Nachdem Kai am Morgen seine Schulbrote einpackte, erinnerte ich mich an das Interview mit der Frau Hanka und das seltsame Gefühl in meinen Händen. Meine geöffnete Hand schob ich nur etwa eine Minute, ohne ihn dabei anzufassen, unter das Kinn an den Leberfleck von Kai. Zaubern kann ich nicht, das war mir bewusst, den Leberfleck wird es wohl immer geben.

Kai war von Babyalter an, mit Nasenbluten geplagt. Mir war aufgefallen, seit einigen Wochen blutete seine Nase nicht mehr. Als ich ihn daraufhin ansprach, sagte er: „Die blieben seit Deiner Handbewegung aus". Heute weiß ich, er atmete natürlich die Energie in seine Nase ein.

Der Beweis

Marika weigerte sich wieder mal, in die Wanne zusteigen. Ihr Knie brannte vor Schmerz, der von einem Sturz mit dem Fahrrad herrührte.

Meine Hände schwebten schon über ihrer Wunde. Nach nur wenigen Minuten schlug sie sich leicht auf ihr Knie. Sie ging freiwillig baden, das war der beste Beweis, dass ich Heilkraft habe.

Klagten meine Arbeitskolleginnen über Kopfschmerzen, benutzte ich die Pausen, um diese zu behandeln, es funktionierte.

In einer AHA- Sendung des DDR Fernsehens, sprach Professor Herrmann in einer Runde mit Wissenschaftlern und einem Patienten. Dieser wurde angeblich über Energie im Trafowerk, wo seine Arbeitsstelle war, geheilt. Der Patient setzte sich daraufhin mit Wissenschaftlern zusammen. Die konstruierten eine tunnelförmige Röhre. In dieser sollten die Kranken über Energie geheilt werden.

Anhand einer Statistik war ersichtlich, wie viele Patienten über diese Energie geheilt wurden, wie vielen Patienten die Energie nicht half oder gar schadete.

Einer der Wissenschaftler sagte: "Da kann man auch mit einer Untertasse den Patienten heilen".

Entsetzt schrieb ich in einem Brief an den Professor Herrmann, dass ich Heilkraft habe und diese keine Einbildung sei.

Ich bekam eine Einladung mit der Bitte, in einer AHA-Sendung die Heilkraft mit verbundenen Augen messen und testen zu lassen. Gerne folgte ich dieser.

Meine Hände schwebten über den Arm des Probanden, der sich für diesen Test zur Verfügung stellte. Es bebte in meinen Händen, als ich die entzündete Stelle fand. Damit bestätigte sich die Energie aus meinen Händen.

Schon einen Tag nach der Ausstrahlung der Sendung kamen die Patienten aus allen Richtungen, sogar aus Kanada und Spanien. Kopfschmerzen behandelte ich am Kopf, Knieschmerzen am Knie und Rückenschmerzen natürlich am Rücken. Manchmal kamen die Hilfesuchenden wieder und klagten, sie haben immer noch Kopfschmerzen. Dann saß ich genauso hilflos vor denen, wie diese vor mir. Ich fing an zu fragen: „Ja, seit wann haben Sie denn Ihre Schmerzen?". Die Antwort war meistens: „Seit der… - Operation oder seit dem… - Unfall".

Mein damaliger Hausarzt lud mich in seine Praxis ein, er sah diese Sendung. Der Doktor riet mir, niemals den Bauch zu behandeln. Eine Bauchdiagnose ist, selbst für einen Arzt, eine schwere Diagnose.

Mein Sohn Marco klagte an einem Freitag über Bauchschmerzen. Für mich heißt es auch heute noch: "Immer erst zum Arzt!".

Die Kinderärztin tastete den Bauch ab, eine Blinddarmentzündung war es anscheinend nicht. Sie tröstete mich mit den Worten: „Sollten die

Bauchschmerzen über das Wochenende nicht besser werden, muss der Marco ins Krankenhaus".

Zuhause saß ich, ratlos an dem Bett in dem Marco mit Schmerzen lag. Ich erinnerte mich an eine Patientin mit unerklärbaren Bauchschmerzen. Ihr behandelte ich erfolgreich die Stirnnarbe. Ich sah die Narbe auf der Stirn von Marco und behandelte diese. Er klagte vom Tage an, nie wieder über Bauchschmerzen.

Was für eine Energie?

Nachdem ich diese Energie in meinen Händen spürte, wollte ich wissen, was das für eine Energie ist und besorgte mir Bücher über Strahlen und Energien.

Ultraschall kam meiner Behandlung am nächsten.

Auch in der Behandlung bei Asthma, legte ich meine Hände auf den oberen Rücken, dann empfanden die Hilfesuchenden meine Hände als sehr warm und angenehm, auch bekamen sie besser Luft.

Eine Frau sagte mir, sie spüre meine Hände auf der Brustwirbelsäule. Meine Hände aber waren unten am Steiß. Sie beschrieb das wie folgend: "Ich spüre eine kleine Hand am Steiß. Die kriecht jetzt hoch und, als wenn diese auf der Brustwirbelsäule Klavier spielt".

Die Energie kriecht wie Strom an die richtige Stelle.

Das „Klavierspielen" hörte sich an wie ein Zurechtrücken der Nervenleitungen.

Erstaunliche Ähnlichkeit mit meiner Behandlung

Die Zeitschrift vom Kiosk

Als ich vom Einkaufen aus der Stadt auf dem Weg zu meiner Bushaltestelle wie immer am Kiosk vorbei kam, fiel mir eine Zeitschrift auf, "Heilberufe". Irgendwie musste ich diese haben. Ich kramte aus meiner Tasche die letzten DM heraus und kaufte diese. Ich glaubte nicht, was ich da las.

Da schrieb jemand von einem Heilgott Asklepios, auch Äskulap genannt, der heilte vor tausenden Jahren, in seinem Tempel Menschen.

Stellvertretend für die wassersüchtige Tochter kam die Mutter zu Äskulap. Er schnitt ihr den Kopf ab, drehte sie verkehrt herum, ließ das Wasser herauslaufen, setzte den Kopf wieder drauf und das Mädchen wurde geheilt.

Diese Ähnlichkeit mit meiner Behandlung war erstaunlich.

Natürlich schneide ich niemanden den Kopf ab. Wasser in den Beinen hat tatsächlich eine seiner Ursachen in der Halswirbelsäule.

Asthma und Wasser in den Beinen

Eine ältere Dame kam zu mir, sie klagte über Asthma.

Ich behandelte natürlich den Brustkorb im Liegen. Sie merkte auch die Wärme in der Brust und über ihren ganzen Körper. Nach zwei Stunden konnte sie tief Luft holen, was ihr sonst sehr selten gelang.

Als sie sich zufrieden verabschiedete, mit ihren beiden Stöcken zur Tür lief, sah ich die dicken Unterschenkel. Ich fragte sie, ob sie Wasser in ihren Beinen hat. Sie bejahte. Ich bat sie, sich noch einmal hinzusetzen.

Ich erklärte ihr, Wasser in den Beinen hat seine Ursachen irgendwie in den Halswirbeln.

Ich behandelte die Bronchien jetzt im Sitzen und der Kopf ging nach rückwärts. Alles wie gewohnt dreimal. Mit jeder Einrenkung kam der Kopf der Frau schneller und weniger schmerzhaft nach oben.

Zur nächsten Behandlung stand sie in meiner Tür und fragte mich lächelnd und hocherfreut: "Sehen Sie nichts? Sehen Sie wirklich nichts?".

Ich wusste nicht, was mir „auf die Schnelle" auffallen sollte. Sie lächelte über ihr ganzes Gesicht, riss hoch erfreut ihre Arme nach oben, dann platzte es melodisch aus ihr heraus: „Ich brauche keine Stöcke mehr und kann Fahrrad fahren".

Ihr Lächeln erlosch: „Aber!..", kam im nächsten Atemzug. Sie erzählte mir, was sie in der Nacht nach unserer Behandlung durchmachte.

Sie saß am Bettrand und überlegte, ob sie die schnelle medizinische Hilfe anrufen sollte. Sie erinnerte sich an unser Gespräch, das noch ein bis zwei Tage die Selbstheilungskräfte wirken, die bei jedem Menschen anders arbeiten, sie kann gern zum Arzt gehen, solle aber bitte keine Panik machen.

Die Energie im Körper der Frau bewirkte, dass das Wasser in ihren Beinen über ihre Nieren verarbeitet und als Urin ausgeschieden wurde. Am nächsten Tag schon, war das Wasser in den Beinen weg. Sie brauchte keine Stöcke mehr und konnte sogar Fahrrad fahren.

Wasser in den Beinen

Ein Mann ca. 50 Jahre, kam wegen Wasser in seinen Beinen zu mir. Nach meiner Erfahrung liegt eine Ursache dafür irgendwie in den Halswirbeln. Die sieben Halswirbel pflegen große Verbindung zu den Handgelenken bis Fingerspitzen. Ich fragte gezielt nach Narben an einem Handgelenk. Er zeigte mir seine Narbe, genau an der Pulsader.

Verletzt habe er sich beim Schnitzen von Holzfiguren. Er rutschte vor zwanzig Jahren mit seinem Schnitzmesser ab. Über sofortige Hilfe wurde er gerettet.

Der Mann saß mit geschlossenen Augen auf dem Stuhl. Die Behandlung erfolgte an dieser Narbe. Seine Nase schaute langsam an die Decke, dann ging der Kopf rückwärts.

Nach zwei Stunden war sein Körper mit Energie gesättigt. Sein Kopf nahm nach dreimal rückwärts, wieder die „Normalstellung" ein. Minuten später fiel dem Mann auf, dass er ungewöhnlich viel Urin lassen musste. Das Wasser in seinen Beinen kam von den Halswirbeln, die Blockade von einer Narbe am Handgelenk.

Fast alle Beschwerden oder Krankheiten kommen von der Wirbelsäule. Dort muss die Blockade erst einmal hin. Narben verstricken sich untereinander, wie ein verfitztes Wollknäuel.

Der Körper selbst, bestimmt die Reihenfolge der Narbenbehandlung. Ich fasse niemanden an. Der Körper arbeitet alleine, nur mit der zugeführten Energie.

Behandlung mit Handtüchern

Immer wieder fragten mich Hilfesuchende, ob ich auch Handtücher und Hemdchen bestreiche, wie andere Heiler.

Diese, mit Energie geladenen Handtücher, legen die Menschen zuhause auf schmerzhafte Stellen.

„Nein", das wollte ich überhaupt nicht, denn ich glaubte nicht daran.

Nach mehreren Behandlungen eines Mannes fragte der mich, ob ich nicht doch für seine kranke Mutter, die nicht aus dem Hause kommt, ein Handtuch bestreichen könnte. Nun gut, ich bestrich ihm ein Handtuch.

Andere Hilfesuchende hörten von der Wirkungsweise der Handtücher. Ab sofort musste ich Handtücher bestreichen.

Eines Tages sagte eine Heilerin im Fernsehen, das sie mit Alufolie behandelt und für eine bestrichene Rolle 5000 DM verlangte.

Ich fiel fast in Ohnmacht.

Nein, das gibt es doch nicht! Eine ganze Woche regte ich mich darüber auf, wie unverschämt diese Heilerin war.

Nach der besagten Woche setzte sich meine Wut und ich dachte, dass es durchaus möglich wäre, mit Alufolie zu behandeln. Die Handtücher speichern die Energie und geben diese an den kranken Körper zu Hause wieder ab.

Von nun an bestrich ich Handtücher und Alufolie. Der Eine mag auf den Brustkorb lieber Handtücher, ein Anderer aber die Alufolie um das Fußgelenk.

Natürlich nahm ich für diese gespeicherte Energie in Handtüchern und Folie kein Geld.

Offene Beine

Eine Frau, circa 50 Jahre, kam zu mir mit der Bitte, die offenen Beine ihrer Mutter zu heilen. Die Mutter war schon über 80 Jahre und ich behandelte nur bis zum 70. Lebensjahr. Ich gab ihr die Möglichkeit mit „Energie bestrichenen" Handtüchern das Immunsystem zu stärken. Mehr kann ich nicht tun.

Die Tochter kam jede Woche einmal zu mir, um die Handtücher mit Energie bestreichen zu lassen. Sie legte ihrer Mutter die Handtücher zu Hause immer wieder auf eine andere Narbe.

Nach einem Vierteljahr waren die Beine zugeheilt.

Schrumpfniere arbeitet nur 30%

Dieselbe Frau klagte mir ihr Leid, sie habe eine Schwiegertochter, die nur noch eine Niere hat und diese nur noch 30% arbeitet.

In der Hoffnung mit einem Hund würde sie wieder Lebensmut bekommen, schenkte ihr Mann ihr einen Baby-Rottweiler zum Geburtstag. Im Moment kann sie ihn noch aus dem Auto (Jeep) heben, aber wie jeder weiß, wächst

diese Rasse zu einer gewissen Größe und hat auch
Gewicht.

Die Ärzte entfernten ihr schon als Kind eine kranke
Niere. Nun war es höchste Zeit, die verbliebene Niere,
über die Selbstheilungskräfte, zu retten.

Da die Schwiegertochter ca. 30 Jahre alt, nicht zu
überzeugen war, zu mir zu kommen, nahm die Frau
„energiegeladene Handtücher" zu ihr mit, um sie vielleicht
zu überzeugen.

Als die Schwiegermutter ihr ein von mir „geladenes"
Handtuch auf den von Operationen gezeichneten Bauch
der Schwiegertochter legte, verspürte sie erst ein Kribbeln
und leichte Wärme. Als ihr Bauch aber fast heiß wurde,
riss sie erschrocken das Handtuch von ihrem Bauch.

Diese erste seltsame Begegnung mit dieser Energie
überzeugte sie. Sie ließ sich von mir regelmäßig
behandeln.

Sie war klein und zierlich wie ein Schulmädchen. Zuerst
behandelte ich die groben, großen Narben am Bauch und
die Narbe von der entfernten Niere. Woche für Woche
reagierten die Narben weniger auf meine Hände.

Einmal erzählte sie ihrem Arzt, sie besuche jetzt eine
Heilerin und ihr ginge es gefühlsmäßig gut.

Wieder war es an der Zeit ihre Nierenwerte zu
überprüfen. Als der Arzt die Ergebnisse sah, glaubte er,
diese wurden vertauscht. Er ließ noch einmal in einem

anderen Labor Blut entnehmen und untersuchen. Die Ergebnisse waren noch besser als zuvor.

Der Arzt war schockiert, er glaubte nicht, was er sah. Er schaute die Frau ungläubig an und fragte, wie sie zu diesen guten Nierenwerten kommt. Die junge Frau entgegnete ihm, dass sie ihm schon von unserer Behandlung erzählte. Der Arzt schnauzte sie kopfschüttelnd an. Er sagte: „Das gibt es nicht"!

Nach ein paar Wochen erfolgte die nächste Untersuchung. Der Arzt wurde ratlos laut und fragte, wieso sie so gute Blutwerte hatte. Die junge Frau antwortete ihm: "Von schlechten Blutwerten haben Sie niemals gesprochen". Nun rastete der Arzt fast aus, seine Augen wurden immer größer. Seine verhalten wütende Stimme sprach melodisch langsam und betonter: "Ja weil die immer schlecht waren!".

Der Kaffee

Meine Freundin mit der einen Niere und ich tranken wieder mal Kaffee zusammen. Ich erklärte ihr, meine Hand fungiert wie ein Scanner oder Metalldetektor.

Während unserem Gespräch ließ ich demonstrativ meine geöffnete Hand über ihrer Kaffeetasse schweben. Sie nahm einen Schluck, schaute mich stirnrunzelnd fragend an, warum der Kaffee nicht wie Kaffee schmeckt. Sie nahm einen zweiten Schluck und der schmeckte genauso.

Wir schauten uns an, dachten beide das gleiche: „Nein!", sollte diese Handbewegung das Koffein aus dem Kaffee genommen haben?

Mit gemischten Gefühlen forschte ich zwanzig Jahre nach dieser Behandlung, ob sie noch lebt. Was fast nicht möglich scheint, ist doch wahr. Ich hab sie gefunden, ihr geht es gut. Sie hatte auch keine Nierentransplantation oder der Gleichen.

Der Wirbelblock

Eine Frau, ca. 36 Jahre, klagte über Kopfschmerzen. Die Frau war schon bei vielen Ärzten, die Ursache läge in ihren Halswirbeln. Die Diagnose des Arztes: Es waren zwei Wirbel zusammengewachsen (Wirbelblock).

Nach Aussage der Frau, sie wusste es von der Mutter, wurde sie geboren mit vielen Furunkeln auf dem Kopf. Der Arzt spritzte diese weg.

Die Furunkel hatten eine Ursache. Nach der Geburt des ersten Kindes der Mutter (Bruder der Patientin), kam es zu Komplikationen. Deshalb sollte die Mutter noch ein

Kind gebären, damit sich der Körper reinigt. Der Arzt sagte, dieses Kind wäre nicht lebensfähig.

Der Arzt irrte sich. Vor mir stand eine hübsche junge Frau mit ihren Kopfschmerzen.
Ich ließ meine Hände über ihrem Kopf schweben. Die Energie drang ein, der ganze Körper wurde warm.
Den Kopf zog es Stück für Stück, wie an einer unsichtbaren Seilwinde, immer weiter nach rückwärts. Ich stand hinter der Frau, er bog sich weit nach rückwärts, fast geknickt. Die Prozedur dauerte zwei Stunden. Als ihr Kopf wieder hochkam, also in die „Normalstellung", erzählte sie mir, was sie empfand. Sie hatte den Eindruck, der Kopf liegt daneben.

Nach meiner Erfahrung handelt es sich hierbei um eine Trennung dieser zwei Wirbel.
Da die Frau erst vor kurzem geröntgt wurde, war diese Trennung leider nicht zu beweisen.
Ich hab schon sehr viele ähnliche Behandlungen erlebt, aber das war doch überwältigend, wie die Selbstheilungskräfte oder der Körper und der menschliche Geist das vollbrachte.
Diese Behandlung hörte sich fast an wie die von Asklepios. Homer fand in Ausgrabungen Tafeln, auf

denen von ähnlichen Heilungen in Tempeln zu lesen war.

Kopfschmerzen Schwesternschülerin

Ein Mädchen, sie war Schwesternschülerin im ersten Lehrjahr, kam zu mir wegen schlimmen Kopfschmerzen, seit ihrem zwölften Lebensjahr. Bei der Behandlung zog sich ihr Kopf nach rückwärts, sie sagte mir, ich solle sie doch nicht an den Haaren ziehen. Ich fasste sie nicht an, andere Hilfesuchenden, die im Zimmer auf eine Behandlung warteten, konnten das sehen. Ich verneinte und erklärte ihr, es seien die Selbstheilungskräfte.

Jeder Mensch ist mit einem "gesunden" Programm geboren. Als Kind und in der Jugend wird der Grundstein für spätere Krankheiten und Schmerzen gelegt, je nach der Veranlagung. Es sind die Narben und andere Verletzungen, die heilen innerhalb von drei Wochen nur oberflächlich. Runde für Runde speichert sich die Narbe im Gehirn, vergleichbar wie Pixel für Pixel ein Bild ergibt.

Ihr Kopf zog sich, wie an einer unsichtbaren Kurbel gedreht, immer weiter nach rückwärts. Das schmerzte sehr. Ihr Kopf und die Wirbelsäule fühlten sich festgemacht, wie ein Sturmhaken ein Scheunentor festhält, an.

Diese Schmerzen erinnerten sie an einen Unfall. Als Kind, mit etwa sechs Jahren, stürzte sie aus ihrem Doppelstockbett.

Nach etwa zwanzig Minuten lockerte sich diese Anspannung von der unteren Wirbelsäule. Langsam nahm der Kopf, wieder seine Richtung nach oben, ihre Halswirbel und ihre Hände wurden warm. Der Kopf ging ein zweites mal rückwärts. Das dauerte nur halb so lang und schmerzte weniger. Als der Kopf ein drittes mal nach oben kam, spürte sie eine wohlige Wärme durch den ganzen Körper bis zu ihren Füßen. Sie lächelte, ihre Kopfschmerzen waren fast weg.

Als sie das Zweite mal zu mir kam, brachte sie ihren Bruder mit. Er sollte beobachten, ob ich das Mädchen nicht vielleicht doch an ihren Haaren ziehe.

Mein erster Multiple-Sklerose Patient

Ein Patient kam mit Multiple Sklerose zu mir. Er war mein erster Patient mit dieser ganz entsetzlich schlimmen Krankheit.

Er berichtete mir, in der Klinik in Regensburg erlebte er
eine sehr gute Verbesserung seiner Krankheit.
Als „Versuchskarnickel" bekam er in seine sichtbaren
Narben Procain gespritzt.
Dieser Zustand verschlechterte sich dann aber nach der
Entlassung. Nun sollte ich weiterhelfen.
Aha! Injektionen in Narben verbesserten seine MS, das
leuchtet mir ein. Jetzt war mir manches Problem
Logischer, konnte nachvollziehen, was mir bisher noch
ein Rätsel war.
Die Energie meiner Hände fand wahrscheinlich
automatisch Narben und andere Verletzungen. Oder die
Narben sogen die Energie in sich hinein.

Von nun an fragte ich gezielter nach Narben. Hielt
meine Hände in die Nähe dieser und fragte auch nach
anderen Verletzungen.
Vielleicht entdeckten die Ärzte nicht alle Narben.
Dann fragte ich diesen Mann nach ungewöhnlichen
Verletzungen, vielleicht solche, die keine Narben
hinterlassen wie Gehirnerschütterung,
Mittelohrvereiterung, Erfrierungen, Verbrennungen.
Gewöhnliche Krankheiten und Schmerzen haben
gewöhnliche Verletzungen als Ursache.
Die MS hat, da war ich mir sicher, eine ungewöhnliche
Verletzung.

Der Mann berichtete mir daraufhin von seiner Verbrennung am Unterschenkel durch den Auspuff. Er war von Beruf Automechaniker, hatte deshalb auch Verbrennungen an seinen Füßen vom Schweißen von Metall.

In seiner Kinderzeit kam er im Winter halb erfroren vom Schlittenfahren nachhause, setzte sich auf den heißen Ofen, dabei verbrannte er sich seinen Popo. Diese Narben waren fast vergessen und nicht mehr sichtbar.

Ich behandelte nach und nach seine Verbrennungen. Die MS verbesserte sich über mehrere Wochen recht gut. Wahrscheinlich ging ihm das zu langsam vorwärts. Der Mann entdeckte die Kinesiologie für sich und kam nicht mehr zu mir.

Die Kinesiologie ist die Lehre vom Muskeltest

Er zeigte mir stolz, wie das funktioniert. Er fragt den Muskel. Damit testet er Lebensmittel aus, ob diese seinem Körper guttun, oder nicht. Das Prinzip ist meiner Behandlung sehr ähnlich.

Die Selbstheilungskräfte des Körpers setzen die Energie meiner Hände in eine „selbstständige Kinesiologie um". Jeder Mensch bekommt eine individuelle, auf sich zugeschnittene Behandlung vom Körper selbst.

Die Muskeln beim Muskeltest antworten auf Fragen zum Beispiel ob ein Apfel gesund ist oder sie durch irgendwelche Gifte dem Menschen schaden kann, der Mensch den Apfel besser nicht essen sollte. Bei einem guten Apfel, sollte der Arm "Standhalten", bei einem gespritzten Apfel kann niemand den ausgestreckten, festangespannten Arm halten.

Günther Jauch, vom RTL Fernsehen, lud den Ex-Weltmeister im Boxen Henry Maske ein, an diesem Experiment teilzunehmen.

Henry Maske und ein Knabe mit circa zwölf Jahren kamen auf die Bühne. Henry Maske sollte mit seinem seitlich ausgestreckten, angespanntem Arm einen Apfel in seiner Hand halten. Der Junge sollte versuchen, den ausgestreckten Arm herunter zu drücken.

Die angespannten Muskeln des Henry Maske, waren deutlich erkennbar.

Der Junge versuchte, den Arm nach unten zu drücken. Was unglaublich klingt, der Arm des Ex Weltmeisters gab dem Junge nach.

Henry Maske hatte einen gespritzten Apfel, den der Mensch nicht essen sollte.

Nun bekam der Junge einen Apfel in seine Hand. Er sollte seine Muskeln anspannen und Henry Maske sollte versuchen, den Arm des Jungen herunter zu drücken. Der Arm des Jungen war steif und gab nicht nach. Der Druck war deutlich zu sehen, der Oberkörper des Jungen bog sich leicht zur Seite, aber der Arm gab nicht nach.

Das war der Beweis, dass der Junge einen guten, nicht gespritzten Apfel in seiner Hand hielt. Es beweist, der Muskeltest funktioniert. Mit dem Muskeltest testen die Kenner dann auch Arzneimittel und anderes. Man fragt nicht die Muskeln, man fragt seinen Geist. Das Spiel könnte man genau so gut mit einem Pendel probieren.

Wer pendelt, fragt doch nicht den Gegenstand, er fragt seinen Geist. Mit diesem Gegenstand in der Hand überträgt das Unterbewusstsein die Antwort mit den kreisenden Bewegungen, für Antworten mit "Ja". Aber rechts und links pendeln für "nein".

Die Karten alleine sind tote Gegenstände

Erst durch die Hände der Kartenleger und seinen Geist überträgt sich die geistige Energie auf die Karten. Das heißt, noch bevor ein Ereignis eintrifft, steht alles schon im Universum geschrieben.

Zehn Jahre nach dem Krieg war meine Mutter Witwe mit zwei Kindern. Ihr Mann kam nicht mehr aus dem Krieg. Eine Kartenlegerin überraschte meine Mutti mit den Worten: „In den Karten liegt ein Kind". Meine Mutti lachte: „So ein Quatsch! Ich habe keinen Mann, woher sollte dann das Kind kommen?" Sie ist zwar am 6. Januar, zum Tage der drei Könige geboren, aber an die Karten glaube sie nicht.

Tatsächlich lernte sie Wochen später einen Mann kennen. Als sie merkte, dass sie schwanger war mit mir, überlegte sie, dass sie schwer arbeitet und mit drei Kindern genug zu tun. Da konnte sie keinen Mann brauchen. Wahrscheinlich weiß mein leiblicher Vater nicht mal, dass es mich gibt.
Ich hatte noch meine liebe Oma, der gute Geist in der Familie. Genau so funktioniert das Wassersuchen mit der Rute.
Man fragt doch nicht die Rute, die kann auch nicht antworten, man fragt seinen Geist.

Wasser suchen mit der Rute funktioniert nur wenn "der Sucher", der die Rute hält, auch an Wasser denkt. Genau dort wo Wasser ist, schlägt die Rute aus. Die Rute schlägt wahrscheinlich nicht aus, wenn er an den letzten Urlaub in den Bergen denkt. Wer Karten legt, fragt nicht die Karten, er fragt seinen Geist. Unser Geist ist unerforschlich.

Multiple Sklerose meiner Schwägerin

Der Kontakt zu meinem 10 Jahre älteren Bruder war eigentlich immer nur an Geburtstagen meiner Mutter. Von meiner Mutter wusste ich, dass meine Schwägerin an irgend einer Nervenkrankheit litt, mehr nicht. Mein Bruder und seine Frau besuchten uns in unserem neuen Haus. Als sie so seltsam die Treppe herauf kam, platzte es aus mir heraus: „Das sieht doch aus wie „MS". „Das hat der Arzt auch gesagt", entgegnete mir die Schwägerin.

Nach einer kalten Begrüßung lud ich freundlicherweise zum Kaffeetrinken ein. In mir brodelte ein Vulkan voller Fragen. Bevor ich anfange meine "komischen" Fragen zu stellen, berichte ich gerne aus meinen Erfahrungen.

„Die Ursache für MS liegt in einer Verbrennung am
Unterschenkel. Meist sind das, der heiße Auspuff oder
vergleichbare Verletzungen".

Ein kurz und Knappes: „Nein!" Lautete die Antwort
meiner Schwägerin, "Verbrennung hatte ich nie".

„Hm, ok., dann ist das bei dir vielleicht was anderes!".
Ich wollte eigentlich das Thema „MS" ruhen lassen.
Beim Kaffeetrinken schlug die Schwägerin ihr rechtes
Bein über das linke. Dabei rutschte ihr das Hosenbein
des rechten Beines so hoch, dass ich einen rosa Fleck
auf der Haut des inneren Unterschenkels sah. Da guckte
doch tatsächlich ein alter Brandfleck von der Größe
einer Pflaume hervor.

Ich war mir sehr sicher und fragte lächelnd, was das für
ein Fleck ist. Die Schwägerin antwortete mir: "Der
Fleck ist uralt und hat mit meiner Krankheit nichts zu
tun, dass kranke Bein ist das Andere".

"Genau!", schoss es aus mir heraus. „Ein guter
Akupunkteur akupunktiert immer erst die gesunde
Seite".

Mit meinen vielen Treffern, überlegte selbst eine
ehemalige medizinisch technische Assistentin, kurz
MTA. Selbst mein Bruder fing an, über meine Worte
nachzudenken. Beide erinnerten sich an einen Unfall
damals mit dem Berliner Roller.

Sogar an die verbundene Wade meiner Schwägerin konnten sich beide noch erinnern. „Aber das ist doch schon über 20 Jahre her! „Ja, genau!" Entgegnete ich. „Alles braucht von der Verletzung bis zum Ausbruch einer Krankheit 20; 40 oder 60 Jahre, je nachdem wie schwer und wie viele Verletzungen im Leben waren, aber auch nach der Veranlagung".
Und wie ich Recht hatte!

Nach dieser Zeit folgen fünf Jahre, in jedem Jahr kommt ein neues Problem dazu. Was nach 25; 45 oder 65 Jahren passiert, weiß ich nicht.

Abgenutzte Knie mit 13 Jahren

Ein 13 jähriges Mädchen klagte über schlimme Knieschmerzen, die Ärzte sagten, es sei „Abnutzung". Nun ja, das war schon sehr ungewöhnlich.
Ich fragte, seit wann diese Knieschmerzen auftraten.
Da Knieschmerzen als Kind meistens von einer Verletzung am Steiß her kommen, fragte ich gezielter, ob das Mädchen mal auf den Steiß gefallen ist.
„Ja,"antwortete die Mutter, sie ist mit dem dritten Lebensjahr ganz sehr auf ihren Steiß beim Skifahren gefallen. Die Schmerzen am Steiß sind so groß, dass sie

im Unterricht sogar auf einem Schwimmring sitzt." Darauf war ich nicht gefasst.

Also behandelte ich den Steiß. Mit jeder Behandlung besserte sich der Schmerz am Steiß und damit auch ihre Knieschmerzen.
Die Abnutzung der Knochen des Mädchens, da bin ich mir sicher, konnte sich wegen ihres jungen Alters erholen.

Asthma und Nase zu

Eine Mutter kam mit ihrem Jungen, ca. 10 Jahre alt. Er klagte über Asthma, beide Nasenseiten waren zu.
Nun, ich behandelte seinen Brustkorb im Sitzen.
Sein Kopf streckte sich leicht nach oben, dann leicht rückwärts, seine Nase schaute an die Decke. Wie mehrere Ausbrüche eines Vulkans, so kam der Schleim aus den Bronchien oder der Lunge hoch und aus der Nase des Jungen heraus. Nach jedem Atemzug und Schnauben kam aus der Nase mehr und noch mehr. Die dritte Packung Zellstofftaschentücher schnaubte der Junge voll.
Am Ende dieser Behandlung war die Nase frei.
Nun erklärte ich der Mutter: „Nach meiner Erfahrung bleibt die Nase wahrscheinlich nicht frei. Aus seinem

Körper sammelt sich, jetzt erst nochmal der ganze Müll in den Bronchien, der die Leitung zur Nase wieder zusetzen könnte.

Stellt man nach dem Ausgießen einer Flüssigkeit die Flasche wieder gerade hin, sammelt sich am Boden der Flasche nochmal erstaunlich viel davon. Und beim Zweiten mal ausgießen, nur noch sehr viel weniger.
Genau so funktioniert das im Körper.
Zur zweiten Behandlung sagte der Junge, dass nur noch das rechte Nasenloch wieder zu war.
Wir brauchten schon viel weniger Taschentücher, die der Junge voll schnaubte. Zur dritten Behandlung blieb dann auch das zweite Nasenloch auf.
Der Körper reinigte sich hier über die Nase.

Asthma einer Krankenschwester

Diese Krankenschwester bekam vom Arzt die Diagnose „Asthma".
Nun erwartete sie von mir Hilfe.
Während der Behandlung klagte sie mehrmals wegen Atemnot. Ich beruhigte sie und erklärte ihr, dass während der Behandlung nichts Schlimmes passiert.
Der Körper macht fast alles selbstständig, auch legt er

das Maß an Luft selbst fest, was ich nicht beeinflussen kann.

Auf meine Frage, ob sie irgendwann mal solche ähnlichen Luftbeschwerden bekam, warf sie mir die Worte ganz patzig: "Nein", so knapp war meine Luft noch nie!", entgegen.

Es kann schon mal vorkommen, das, was in der Behandlung auftritt, den Patienten an ähnliche Situationen irgendwann früher mal, meist in der Kindheit oder Jugend, erinnert.

Kleinlaut aber freudestrahlend kam sie zur zweiten Behandlung.

Sie bekam die Zeit danach bedeutend besser Luft. Die erste Behandlung erinnerte sie tatsächlich an ihre Kindheit, wo sie beinahe mal erstickt wäre.

Nach der dritten Behandlung war sie beschwerdefrei.

Allergie Nachbar

Ein Nachbar klagte, seit er in einem neuen Betrieb arbeitete, habe er eine Allergie. Er vermutete, die Kleber könnten etwas damit zu tun haben. Seine Haut an den Händen war schon sehr rissig und aufgesprungen. Der Ausschlag kroch schon hoch zu seinen Armen. Manchmal ist es wieder besser, aber dann klagte er wieder über angeblichen „Heuschnupfen“. Wochen lang verfolgte ich schon sein Gejammer.

Nun sah auch schon die Haut an seinen Beinen so aus wie die der Hände.

Ich erkannte die Notwendigkeit und die Zusammenhänge vielleicht auch mit einer vereiterten Stirnhöhle oder vereiterten Nebenhöhlen. Ich befahl ihn, sich hinzusetzen.

Ja, er hatte als Kind Stirnhöhlenvereiterung und wirklich viele andere Narben und Verletzungen.

Im Sitzen ging sein Kopf nach rückwärts und aus seiner Nase kam der ganze Schleim, der sich in seiner Lunge oder Bronchien angesammelt hatte, hervor.

Zaubern kann niemand. Sicher hätte ich über mehrere Behandlungen noch mehr bewirken können.

Anderen Kumpels gegenüber sprach er, es hätte nicht geholfen. Dabei blieb doch, auf mein Nachfragen, der Ausschlag am Bein weg und seinen „Heuschnupfen“ hatte er auch nicht mehr.

Undank ist des Menschen Lohn.

Allergie eines Jungen

Eine Mutter kam mit ihrem Sohn wegen Pollenallergie im Frühjahr zu mir.

Der zehnjährige Junge kam, mit gespreizten Armen und Beinen, zu mir ins Zimmer. In seinen Arm- und Beinbeugen sah man schon rohes Fleisch.

Jede Fliege war der blanke Horror, jeder Schritt bereitete ihm große Schmerzen.

Ich behandelte wie immer, ohne dabei den Jungen zu berühren, den ganzen Körper.

Nach drei Tagen rief die Mutter mich ganz verzweifelt an und berichtete mir, dass die Allergie schlimmer geworden sei. Ich erklärte ihr, dass das leider anfangs sich verschlimmern kann.

Ich behandelte diesen Jungen noch am selben Tag, so das erstmal die Haut nicht mehr so entsetzlich juckte, danach nur einmal in der Woche. Die Haut verbesserte sich von Tag zu Tag.

Nachdem sich die Wunden schlossen, gab ich ihm seine Behandlungen in einem Abstand von 14 Tagen.

Die Haut sah mit jeder Behandlung besser aus. Im Sommer konnte der Junge endlich nach vielen Jahren ins öffentliche Schwimmbad baden gehen. Im Herbst des ersten Jahres war dann der Junge das Letzte mal in der "Pollensaison" bei mir zur Behandlung.

Mit den Pollen im Frühjahr kam der Junge mit seiner
Allergie wieder. Diesmal abgeschwächt, aber sie war
wieder da. Mit nur wenigen Behandlungen glättete sich
die Haut schneller. Die Abstände zur nächsten
Behandlung konnte ich größer halten.
Nach drei Jahren war die Allergie endlich besiegt.
Der Junge, so erfuhr ich später, ist seiner Mutter über die
gelungenen Behandlungen sehr dankbar, dass er sogar
Erzieher wurde.
Über solche Nachrichten bin ich besonders glücklich.

Ohrgeräusche

Eigentlich erwartete die ältere Dame wegen ihrer
Ohrgeräusche (Tinnitus) von mir Hilfe. Die ersten
Behandlungen der Frau verliefen sehr ruhig.
Der Körper der Frau bewegte sich keinen Millimeter. Sie
kam wegen der Ohrgeräusche, da muss sich doch der
Körper nicht bewegen, dachte ich anfangs.
Die Frau sah, wenn sie warten musste, wie bei anderen
Hilfesuchenden von ganz alleine der Kopf nach hinten
ging oder Arme und Beine sich bewegten.

Sie kam ganz verzweifelt wieder und sagte mir, dass sie
doch an mich glaubt. Sie fragte mich, warum sich bei

ihr nichts bewegt. Ich konnte ihr das auch nicht erklären.

Nach mehreren Wochen und viel Geduld bewegte sich auch ihr Körper. Sie saß auf dem Stuhl, ihr Oberkörper wackelte erst leicht, dann immer doller, bis der ganze Körper auf dem Stuhl hin und her wackelte. Mein stabiler Stuhl war danach Müll. Der Körper richtete wahrscheinlich auch die Hüften und die Wirbelsäule ein. Ich hätte diese Frau im Stehen behandeln sollen, damals wusste ich das noch nicht.

Die Behandlungen im „Ruhezustand", war die Zeit, als sich das Immunsystem der Frau erholte, oder ihr „Akku" sich auflud.
Erst mit Hilfe des gesunderem Immunsystems konnte der Körper die Hüfteinrenkungen selber machen. Die Hüftgelenke pflegen große Beziehungen zu den Unterkiefergelenken. Meist bekommen die Menschen ihren Kiefer nicht weit genug auf, sie beißen nicht in einen Apfel, weil sie das nicht können.
Hier drückte wahrscheinlich das Kiefergelenk auf die Ohren, das verursachte die Ohrgeräusche.
Nachdem sich die Hüften einrenkten, musste die Frau gähnen. Wir hatten schon langsam Spaß daran.
Dennoch war uns nicht zum Lachen. Erst nach dem 60.

Mal Gähnen verstand ich, was der Körper will. Ich behandelte den Kiefer, dann waren die Ohrgeräusche erstmal weniger. Heute weiß ich, der Kiefer pflegt große Verbindung zum Becken.

Nach Einrenkungen der Hüften, der Wirbelsäule und Kiefer, ging der Kopf nach rückwärts. Allgemein weigerte ich mich regelrecht, die Hilfesuchenden anzufassen. Diese Frau bat mich, ihren Kopf festzuhalten. Hier dachte ich nicht darüber nach, das nahm der Körper gerne an.

Ich stand hinter der Frau, meine Hände berührten rechts und links nur leicht ihr Haarteil. Die Fingerspitzen meiner Hände berührten sich fast genau gegenüber.

Sehr seltsam und unmerklich, ohne dass ich irgendwie meine Hände bewegte, griffen meine Fingerspitzen ineinander. Ich hatte das seltsame Gefühl, der Kopf schrumpft. Ich beschrieb dieses merkwürdige Gefühl der Frau.

Sie merkte das auch. Sie erinnerte sich, dass ihre Mutter sagte, sie sei mit einem Wasserkopf geboren. Die Ärzte gaben das Kind schon auf. Die Mutter sollte unter keinen Umständen das Kind anfassen, stillen oder waschen. Die Mutterinstinkte trieben sie noch einmal dazu, dem Kind Gutes zu tun. Sie stillte das Kind.

Nun hatte sie selber schon Enkel.

Jetzt ging mir ein Licht auf. Der Körper der Frau stellte während der Behandlung den Wasserkopf nach, der dann auch schrumpfte. Die Hüften renkten sich auf dem Stuhl ein, somit die ganze Wirbelsäule. Der Kiefer lockerte sich über gähnen und damit die Halswirbelsäule. Diese wiederum lockerte die Lendenwirbelsäule, die dann den Bauch, und der wiederum den Kopf lockerte. Die Frau war ihre Ohrgeräusche endlich los.

Behinderter Junge

Eine junge Mutti kam mit ihren fünfjährigen behinderten Sohn zu mir.

Der Junge, so erzählte mir die Mutter, schluckte während der Geburt etwas Fruchtwasser.

Seine linke Seite war sehr stark eingeschränkt. Das sah ich schon, als er an der Hand seiner Mutter mein Zimmer betrat.

Runter schlucken beim Essen fiel ihm sehr schwer oder war fast nicht möglich, weshalb dieser Junge Brei zu essen bekam.

Die Mutter hatte einen Begleitausweis, der besagt, dass das Kind nicht alleine essen oder irgendwas alleine ausführen kann. Von den Ärzten als „nicht lernfähig" eingestuft. Auch hörte er nur sehr schwer.

Als der Junge auf meiner Patientenliege lag, hatte ich absolut keinen Hoffnungsschimmer, dass sich irgendwas bei dem Jungen bessern könnte.

Ich behandelte seinen ständig geöffneten Mund. Mein Gefühl sagte mir, dieses Fruchtwasser könnte den Rachen des Jungen verklebt haben. Dass er sehr schwer hörte, hängt alles mit dem Hals, Nase, Ohren zusammen.

Als ich mich mit der Mutter unterhielt, bemerkten die anderen wartenden Hilfesuchenden, dass der Junge uns zuhörte.

Die Energie aus meinen Händen gelangte durch den geöffneten Mund in den Rachenraum und löste die Verklebung sehr wahrscheinlich auf. Zaubern kann ich nicht. Der Junge war dreimal bei mir. Trotzdem konnte der Junge eingeschult werden, was die Ärzte niemals für möglich hielten.

Mädchen mit Blutkrebs

Meine erste Patientin mit Blutkrebs, ein Mädchen im zehnten Lebensjahr.

Der behandelnde Arzt im Krankenhaus entließ sie nur über das Wochenende. Jetzt kam sie mit ihrer Oma am Samstag zu mir. Am Sonntagabend wollten die Ärzte gleich ihre Werte messen.

Da mir die Oma das sagte, erklärte ich ihr, sie sollte bitte dem Arzt beibringen, dass die Selbstheilungskräfte noch ein bis zwei Tage nach der Behandlung arbeiten. Sollten die Werte erhöht sein, was ich vermute, sollten die Ärzte nicht gleich Panik bekommen.

Der Körper muss diese Energie erst verarbeiten und das Blut über die Organe und den Urin reinigen.

Auf meine Fragen nach Verletzungen konnte mir das Mädchen von einem Zahnarztbesuch berichten. Vor etwa drei Wochen ging sie zum Zahnarzt. Um einen schlechten Zahn zu bohren, betäubte er mit einer Spritze das Zahnfleisch.

Als sie das Zahnfleisch nicht mehr spürte, tastete sie mit ihrer Zunge noch einmal den Zahn ab und „autsch", in derselben Sekunde bohrte der Arzt auch schon in die Zunge.

Das tat mir selbst beim Zuhören weh.

Und damit hatten wir eine Verletzung und eine mögliche Ursache.

Meine Hände hielt ich, ohne das Mädchen anzufassen, vor ihren geöffneten Mund. Die Zunge und der gesamte Kopf, reagierten mit Wärme. Stück für Stück ging er in Zeitlupe nach rückwärts.

Das Unterbewusstsein richtete die Halswirbel ein. Als der Kopf wieder zurückkam in die normale Stellung, war der ganze Körper des Mädchens mit Energie durchflutet.

Zur zweiten Behandlung kam die Mutter selber mit ihrer Tochter. Sie erzählte mir, dem Mädchen sei erst am Dienstag Blut abgenommen worden. Da die Werte sehr zufrieden stellend waren, konnte sie am Donnerstag aus dem Krankenhaus entlassen werden.

Warum der Körper den Halswirbel einrenkte, kann ich vielleicht erklären.

Das Mädchen erlitt, viele Jahre vor diesem Zahnarzt, eine Kopfverletzung. Meist heilt die Kopfnarbe, dass aber die Halswirbelsäule bei solch einer Verletzung auch verstaucht wurde, beachtete niemand.

Also behandelte ich erst die Zunge, das Unterbewusstsein diese Kopfverletzung mit Halswirbel. Damit verschwand dann auch der Blutkrebs des Mädchens.

Die Zunge hat ganz große Verbindung zum Rückenmark. Kluge Ärzte erkannten früher an der Zunge die Krankheiten.

Der Mann, mittleren Alters mit Blutkrebs

Als meine Hände den Körper des Mannes scannten, standen meine Kinder an der Tür und fragten, ob sie reiten gehen dürfen.

Ehe ich antworten konnte, sagte der Mann: "Die Kinder sollen mit den Pferden vorsichtig sein, denn als junger Mann biss mir ein Pferd in die Brust. Das war ein riesiger Bluterguss und tat richtig weh".

Was? Ich dachte: „Ein Bluterguss?" Sollte der Schuld an dem Blutkrebs sein? Logisch wäre das schon.

Ich behandelte den Mann an dieser Stelle.

Seine Werte besserten sich auffallend, dann kam er nicht mehr, es ging ihm wirklich gut.

Im Park geheilt

In einer Gesundheitssendung im Fernsehen erzählte eine Frau, wie sie im Park geheilt wurde.

Diese Frau war ca. 35 Jahre alt. Ein unvorstellbares extremes Diabetes plagte sie. Nur mit größter Anstrengung gelang ihr am Tage nur ein, oder auch mal zwei Knoten in einen Faden zu knüpfen.

Sie sei umgezogen, ging mit ihrer Mutter in den Park, wo sie geheilt wurde.

Unter den Bäumen breitete sie ein paar Minuten ihre Arme aus und schaute zum Himmel.

Dann wurde ihr schwindelig. Sie bat ihre Mutter, sie möge sie nach Hause begleiten. Am nächsten Tag knüpfte sie schon einen Knoten mehr. Sie merkte, die Bäume taten ihr gut. Jeden Tag ging sie mit ihrer Mutter in den Park, knüpfte jeden Tag mehr Knoten und war geheilt.

Meine Erfahrung sagen mir, die schlimmen steifen Hände des Diabetes haben große Beziehungen zur Halswirbelsäule. An jedem Tage im Park, an denen sie ihre Arme ausbreitete und den Kopf zum Himmel hob, richtete sich unbemerkt ihre Halswirbelsäule Stück für Stück ein. Dadurch wurden, wie ich immer sage, „Kreuzungen" frei. Diese bewirkten, dass die Hände besser durchbluteten. In den Händen liegt nochmal der ganze Körper, deshalb wurde sie im Ganzen geheilt.

Am nächsten Tag erzählte ich den Menschen, die auf eine Behandlung warteten, von der Frau mit dem Diabetes.
Ich demonstrierte, wie ich das am Vortag sah. In Zeitlupe hob ich dabei meine Arme nach oben. Ganz entgeistert platzte es aus einer Frau heraus: "Machen Sie das nochmal, Ihre Handbewegung hat mich fast aus dem Sessel gehoben!". Die Wartenden bemerkten Ähnliches.

Von da an behandelte ich nicht nur paar Zentimeter vom Körper, sondern schon einen Meter weg und hatte noch mehr Erfolge.

Herzrhythmusstörungen und Fußreflexzonen

Ungefähr mit meinem 25. Lebensjahr bekam ich Herzrhythmusstörungen. Mal raste mein Herz, dann wieder bäumte es sich ganz langsam auf, zwang meinen Oberkörper, sich zu strecken. Dann wieder keinen Ton. Ich lauschte, ob das das Ende sei.

Instinktiv lief ich langsam zur Haustür, um frische Luft zu tanken. Nach gefühlten 20 Minuten beruhigte sich mein Herz und lief wieder normal.

Ich erzählte niemanden davon.

Bei einer Routineuntersuchung fragte ich meinen Betriebsarzt, was das wohl gewesen sein könnte. Der verschrieb mir Nitrangin, sagte mir aber nichts weiter als: "Sollte das Problem wieder auftreten, nehmen Sie die vorgeschriebenen Tropfen auf Zucker". Da das Problem mehrmals auftrat, nahm ich die Tropfen. Schleppte diese wie befohlen auch immer in meiner Handtasche mit.

Eines Tages waren die Tropfen in meiner Handtasche ausgelaufen. Da ich wegen so einer „Lappalie" nicht zum Arzt gehen wollte, ging ich in die Apotheke und verlangte Nitrangin. Die Apothekerin schaute mich ganz entsetzt an und sagte: „Nein, da muss aber die Oma oder der Opa selber die Arznei abholen."

„Wie bitte?" Fragte ich die Apothekerin. „Nein, ich brauche die Tropfen".

„Nein, Sie? Dann müssen Sie zum Arzt gehen und sich neue Tropfen verschreiben lassen". Hm, ich ging weder zum Arzt noch brauchte ich dieses Nitrangin.

Mir fiel auf, wann und in welcher Situation ich diese Herzattacken bekam. Meist zu Gelegenheiten wie Silvester, wenn ich zu viel „Aljohohl" getrunken hatte. Oder heimlich einen halben Aschkuchen alleine verdrückte. Beides erhöht den Cholesterinspiegel im Blut und meldet dann Probleme ans Herz. Ich ließ diese Köstlichkeiten weg und hatte nie wieder Herzprobleme.

Vielleicht zwei Jahre später schmerzte meine linke Schulter sehr. Ganz schlimm war es im Ruhezustand. Ich wälzte mich und schlief manche Nacht nur mit Schmerzen ein.

Nun musste ich doch mal zum Doktor, der diagnostizierte Rheuma und gab mir eine Rheumasalbe.

Ach, um Gottes Willen! Der Schmerz wurde noch unerträglicher.

Ungefähr ein Jahr später, siehe: "AHA- Sendung",
behandelte ich schon Hilfesuchende und hatte selber
solche unerträgliche Schmerzen. Der Schmerz ließ mich
nicht schlafen. Ich behandelte meine Schulter manche
Nacht selbst. Dabei griff ich mit meiner rechten Hand
die linke Schulter, was absolut keine Besserung brachte.

Dann behandelte ich eine Patientin wegen ihrer
schmerzhaften linken Schulter. Ihre Schmerzen
beruhigten sich erst, als meine Hände den rechten
äußeren Fuß, in Höhe der kleinen Zehen der Frau
bestrahlten. Nach meinen Fragen verletzte sich die Frau
tatsächlich in ihrer Jugend den äußeren Fuß, in Höhe
der Zehen.
Auch meine Schulterschmerzen besserten sich und
verschwanden über den äußeren rechten Fuß. Ich hatte
von da an keine Schmerzen mehr. Um in meiner Jugend
eine Aussprache mit einem Bekannten zu erreichen,
stellte ich damals meinen rechten Fuß in die Tür, die
diesen quetschte.
Heute weiß ich, dass die linke Schulter in den
Fußreflexzonen im rechten äußeren Fuß, in Höhe der
kleinsten Zehe, zu finden ist.

Herzprobleme

Ein älterer Mann kam mit seinem Herzproblem zu mir. Kein Arzt konnte ihm helfen, deshalb suchte er mich auf.

Zur Behandlung saß er auf dem Stuhl, sein linker Arm wurde schwer, er fühlte, ein Band legt sich um seinen Brustkorb. Ob Damen- oder Herrengürtel oder ein Koppel. Je nach dem, wie viele Wirbel der Körper operiert, wird das Band dicker. Ich fragte, wie dick das Band sei. Er sagte wie ein „Damengürtel".

Wenige Minuten später, bekam er einen trockenen Mund und wollte etwas trinken.

Natürlich gab ich ihm ein Glas Wasser, um den Durst zu stillen.

Der Mann nahm genüsslich einen Schluck, brach diesen aber wie zugeschnürt, sofort wieder aus.

Der Körper des Patienten operierte am Herzen, deshalb spürte der Mann dieses Band. Mit dem trockenen Mund, spricht der Körper nicht von Durst, er macht aufmerksam auf das Herz.

Wenn der linke Arm schwer wird, und dann noch ein Band um den Brustkorb zu spüren ist, operiert der Körper am Herz. Meist entsteht das Band, wenn der Körper die Wirbel der Brustwirbelsäule operiert. Über diese „Wirbeloperation" befreien sich die Nerven zum Herz. Das Band löste sich vom Brustkorb nach hinten

in die Brustwirbelsäule auf. Das Durstgefühl war
verschwunden.

Nach der Behandlung bekam der Mann besser Luft.
Seine Herzbeschwerden unklarer Ursache blieben weg.

Akupunktur der besonderen Art

Ein alter Bulgare, wie er sich selber bezeichnete, plagten
Herzbeschwerden unklarer Ursache. Ich fragte ihn nach
einem oder mehreren Verletzungen des linken Armes,
meist als Kind. Genau am linken kleinen Finger
verletzte er sich als Kind mit einem Messer. Ich sah
sogar diese Narbe noch und behandelte sie.
Während der Behandlung spürte der Mann kleine,
einzelne Nadeln in seiner Haut. Zuerst stach es an der
Fingerspitze des kleinen Fingers der linken Hand, dann
an der äußeren Innenseite des Handgelenkes. Er spürte
am Ellenbogen und noch einmal links seitlich über der
Brust in Höhe der Axel eine Nadel.

Das war doch fast nicht möglich, die Stiche, die der
Mann spürte und beschrieb, erinnerte mich an den
Herzmeridian.
Ich kam aus dem Staunen nicht heraus, ich griff in meine
Unterlagen der Akupunktur. Und tatsächlich erlebte der

Mann eine Akupunktur der ganz besonderen Art. Der Körper operiert nicht nur, er akupunktiert selbstständig. Der alte Bulgare bedankte sich später nochmal am Telefon bei mir, er sei beschwerdefrei durch diese wunderbare Behandlung. Ich fasste den Mann weder an, noch setzte ich Nadeln.

Eine Frau klingelte an meiner Tür

Ihre linke Schulter behandelte ich erfolgreich damals vor 10 Jahren. Nun wollte sie, dass ich ihrem Mann helfe. Sie wollte nicht bei der Behandlung dabei sein.
Als sie nach einer Stunde an der Tür klingelte, wurde sie etwas laut: „Wo ist mein Mann? Ich war damals bei Ihnen nur ca. zehn Minuten".
„Kommen Sie bitte herein. Damals, kann ich mich erinnern, behandelte ich, ohne Sie anzufassen, Ihre linke Schulter".

„Ja, die schmerzt bis heute nicht".

„Sehen Sie, als Ihre linke Schulter schmerzte, behandelte ich genau diese. Mit dem Schmerz der linken Schulter, sagt uns der Körper, hier stimmt wahrscheinlich im Oberkörper was nicht. Meistens „schreit" das Herz. „Haben Sie Probleme mit Ihrem Herz?". Sie winkte ab.

„Na, da hab ich Tabletten".

„Als ich Ihre linke Schulter damals behandelte, wurde nur diese eine „Kreuzung" frei. Heute weiss ich, dass die linke Schulter große Beziehung zum Herz hat.

Heute behandle ich auch noch ohne dabei anzufassen. Und ich weiß, der Körper kann sich nur im Ganzen heilen. Ihrem Mann geht es gut. Sie können gern bei der Behandlung dabeibleiben".

Das Ehepaar ging beschwerdefrei und glücklich nach Hause.

Das Loch in der Pobacke

Ein Mann klagte über ein Loch in einer seiner Pobacken. Seine Frau war Krankenschwester, sie wusste auch keinen Rat mehr.

Das Loch war immer wieder vereitert und die Ärzte schälten es mehrmals und immer tiefer aus, deshalb war es, als der Mann zu mir kam, schon 8 cm tief.

Ich fragte wie immer nach irgendwelchen Verletzungen, die mussten nicht unmittelbar vor dieser Vereiterung zu suchen, oder nicht unmittelbar an dieser Pobacke passiert sein.

Und doch berichtete mir der Mann, er fiel ein halbes Jahr vor dieser Vereiterung vom Gerüst herunter und auf

seinen Allerwertesten in den Sand. Der Schmerz war
bald vergessen, mehr war das eigentlich nicht.

Ich behandelte den ganzen Körper und Po und besonders
dieses Loch.

Zur zweiten Behandlung war das Loch zwar noch, aber
es hob sich von innen heraus.

Die Eiterung stoppte. Das Loch heilte von Behandlung
zu Behandlung, wie von der Spitze eines Kegels aus der
Tiefe nach oben zu. Denkbar wäre, dass sich beim Sturz
vom Gerüst das Becken verschob. Unsere Behandlung
rückte sein Becken wieder zurecht und so stoppte diese
Eiterung und das Loch heilte zu.

Das Loch hinterm Ohr

Eine junge Frau hatte mehrmals, hinterm Ohr, eine
Vereiterung. Die Ärzte operierten schon das neunte
Mal, aber es eiterte und schmerzte.

Nun stand diese Frau ratlos und weinend mit ihrem
Problem vor mir.

Ich behandelte den ganzen Körper. Nach der ersten
Behandlung schmerzte das Loch schon 50 % weniger.

Mit jeder Behandlung wurde ihr Ohr besser.

Erschüttert rief sie mich nach der dritten Behandlung an.

Ihr Ohr schmerzte zwar in abgeschwächter Form, aber

es schmerzte wieder. Ich fragte sie am Telefon, ob sie sich irgendwo neu verletzte.

Ich erklärte ihr: „Über eine neue Verletzung flammt das Problem manchmal auf. Ist das Immunsystem (sprich: „Der Akku") wieder aufgeladen, löst der Körper das Problem von selbst".

„Ja, das stimmt, ich stieß mich an meiner Eckbank". Sie kam noch am gleichen Tag zu mir, der blaue Fleck war nicht zu übersehen.

Ich behandelte sofort das Knie mit dem blauen Fleck, das Ohr schmerzte danach nicht mehr.

Ich traf die junge Frau zehn Jahre später in unserer Stadt wieder. Ihr ging es richtig gut, seit unserer Behandlung.

Magenprobleme einer Frau mittleren Alters

Eine Frau suchte mich wegen ihrer Magenprobleme auf. Während der Behandlung bekam sie Hunger und wollte ihr mitgebrachtes Butterbrot essen. Ich sagte ihr, dass während der Behandlung nichts gegessen und getrunken wird.

Wenn sie ein Hunger- oder Durstgefühl bekommt, hängt das mit der Behandlung zusammen und geht noch während der Behandlung wieder weg. Trotzig biss sie in ihr mitgebrachtes Butterbrot vor „Hunger". Ich kann ihr Ratschläge geben, aber das Essen kann ich ihr nicht verbieten.

Zur zweiten Behandlung teilte sie mir mit ihren aufgerissenen Augen mit, dass sie im Auto noch etwas gegessen hat.

Ich will nicht Recht haben, ich habe recht. Sie bekam wieder dieses komische Hungergefühl. Nein, diesmal wollte sie auf mich hören. Dieses Gefühl verschwand nach dem Stufenplan. Die erste Stufe war sehr intensiv, dauerte am längsten. Die zweite Stufe weniger lang und intensiv, die dritte Stufe erfolgte nur wie ein Hauch. Der Körper reparierte irgendwas im Magen der Frau. Zur dritten Behandlung streifte er nur noch den Magen.

Magenprobleme eines jungen Mannes

Kein Arzt konnte ihm so richtig helfen, ich hielt meine Hand über seinem Magen.

Bei dieser Behandlung beruhigte sich sein Magen. Er verabschiedete sich eigentlich zufrieden und ging nachhause. Am nächsten Tag kam dieser Mann wieder mit einer (fast) Beschwerde.

Er erzählte mir ganz aufgeregt, er sei gestern Abend gegen 22:00 Uhr wegen Herzbeschwerden noch zum Notarzt gefahren. Die Herzbeschwerden waren eigentlich geringer Natur, aber vorbeugend ließ er sein

Herz untersuchen. Der Notarzt konnte keinerlei derartige Befunde erheben und schickte ihn wieder nachhause.

Die Behandlung mit dieser Energie wirkt sich meist auf den ganzen Körper aus. Wahrscheinlich drückte sein Magen gegen das Herz.

Manche Hilfesuchende spüren erst einen Druck auf den Magen, dann haben sie das Gefühl, als dreht sich der Magen um.

Behandelt der Körper zum Beispiel (manchmal so nebenbei) die Blase, spüren die Menschen meist einen Druck auf dieser. Sie fühlen nur, sie müssten die Toilette aufsuchen. Manche spüren, die Blase dreht sich. Zur nächsten Behandlung hatten sie keine Probleme mehr mit ihrer Blase.

Ich erklärte ihm, dass die Energie immer den ganzen Körper behandelt. Dabei werden manchmal noch nicht entdeckte Krankheiten oder andere Probleme, gleich mit behandelt.

Das zuckende Auge

Eine Mutter kam mit ihrem Sohn, etwa zehn Jahre alt, wegen dessen unwillkürlich zuckendem Auge, zu mir. Das war mein erster Fall mit solch einem Problem. Ich fragte die Mutter fast Löcher in den Bauch. Keine seiner Verletzungen kam infrage. Erst als sie sich an einen Stromschlag erinnerte, ging mir ein Licht auf: „Ja, das könnte es sein".

Durch Zufall bekam der Junge im Krabbelalter eine Schere zu fassen, er versuchte sich am Stromkabel! Autsch! Die Verbrennungen mit Strom könnte tatsächlich das Auge zucken lassen. Meine Hände gaben den Händen des Jungen, also in die unsichtbaren Narben Energie. Dadurch löste sich vielleicht die „verspannte Muskulatur" in seinen Händen und das zucken am Auge hörte, auch zum Erstaunen der Ärzte, auf.

Heute weiß ich, die Hände pflegen ganz große Verbindung zu den sieben Halswirbeln. Diese wieder zum Kopf und zu den Augen und alles was in und um den Kopf zu finden ist.

Ein Mann kam wegen seinem "dummen Kopf" zu mir

Dieser klagte über seinen Kopf, er habe aber keine Kopfschmerzen.

Ich klärte ihn auf: „Kopfprobleme, egal welcher Art, müssen nicht zwangsläufig vom Kopf herkommen. Der Kopf befindet sich in den Fußreflexzonen in den großen Zehen". Ich fragte nach solch einer Verletzung.

Er antwortete mir: „Ja, aber als Kind".

Ich sagte: „ Ja!, das ist richtig, meist liegen die Verletzungen viele Jahre zurück".

In der Kindheit, so berichtete mir der Mann, war sein Zehennagel vereitert. Der gezogene Nagel wurde mit einem Verband umwickelt.

Er erinnerte sich noch an die unglaublichen Schmerzen am großen Zeh, als der eingewachsene Verband viel zu spät entfernt wurde.

Ich behandelte die große Zehe und der Mann war wieder er selbst.

Schmerzen im linken Bein

Nach der Operation einer Zyste an seinem linken Becken bekam der Mann Schmerzen im linken Bein.

Ich überlegte, alleine die Zyste im Becken musste eine Ursache haben.

Das gesamte Becken hat große Beziehungen zum gesamten Kiefer. Was links ist, könnte von irgendwo oberhalb der Probleme herkommen.

Also fragte ich nach irgend einer Verletzung, vielleicht des Kiefers.

Tatsächlich berichtete mir der Mann, als Kind fiel er auf den Mund. Der fast leere Stiel des Lutschers bohrte sich in seinen Kiefer.

Wir hatten die Ursache gefunden. Ich behandelte den Mann mit leicht geöffneten Mund und das Bein war schmerzfrei.

Genveränderung „deformierter Schädel"

Eine 30 jährige Mutter kam mit ihrem 10 jährigen Sohn, er klagte über Rückenschmerzen. Als er seine Mütze vom Kopf nahm, sah ich eine richtige Deformierung der rechten Kopfseite des Jungen. Die Mutter sagte mir, er sei mit dieser Delle geboren.

Für mich war auch der Ursprung dieser Delle interessant. Nach meiner Erfahrung könnte die Ursache in der Kindheit der Mutter liegen.

Meine erste Frage, ob die Mutter sich in ihrer Kindheit oder in der Jugend vielleicht mächtig am Kopf gestoßen habe, wurde mir bestätigt.

Die Mutter erzählte mir, sie sprang als Kind mit 10 Jahren in der Scheune mit anderen Kindern von den oberen Heuballen herunter. Um recht weit zu springen, nahm sie Anlauf wie ein Skispringer aus der Hocke und stieß tatsächlich mit ihrem Kopf an einen Balken. Sie wurde ohnmächtig ins Krankenhaus gefahren.

Die Delle am Kopf des Jungen gab tatsächlich den Abdruck eines winkligen Balkens wieder. Durch die Delle am Kopf war auch sein Kiefer deformiert, so das er einen auffällig spitzen Mund hatte. Rechts und links im Gehirn liegt der Kiefer.

Die Mutter quetschte sich in ihrer Kindheit den Schädel an diesem Balken. Sie erholte sich, diese schwere Quetschung speicherte sich in ihrem Gehirn.
Tatsächlich, etwa im doppelten Alter nach der Verletzung der Mutter, gebar sie dieses Kind mit diesem deformierten Schädel.
Ob seine Rückenschmerzen von dieser einen Behandlung wegblieben, kann ich nicht sagen. Ein Bruder oder eine Schwester des Jungen muss nicht zwangsläufig solche Delle haben.

Eine dritte Niere

Eine Frau klagte über extreme Rückenschmerzen. Ich behandelte die Frau durch den ganzen Körper, aber die Ursache konnte ich nicht finden.
Ungeduldig klapperte ihre Tochter mit den Autoschlüsseln. Dann fing sie an zu fragen, ob ich ihr auch helfen kann, sie hat drei Nieren. Ich erklärte ihr, wenn sie mit den drei Nieren geboren ist, dann liegt die Ursache in einer Verletzung einer Niere in der Kindheit der Mutter. Die drei Nieren gehören zusammen. Die Mutter konnte sich aber an keine solche Verletzung in der Kindheit erinnern. Da ich mir aber sicher war, gab

ich der Mutter den Auftrag, ihren älteren Bruder darüber zu befragen.

Der Bruder beichtete nun seiner Schwester. Er erinnerte und schämte sich. Er bezog damals am Abend von den Eltern Prügel. Statt seine kleine Schwester im Kinderwagen mit zum Fußball zu nehmen und zu beaufsichtigen, stieß er sie im Kinderwagen die Böschung hinunter. Dabei erlitt sie in ihrer Kindheit, da bin ich mir sicher, auch eine Nierenquetschung. Diese speicherte sich im Gehirn. Diese Genveränderung entstand über viele Jahre. Bei der Mutter konnte logischerweise keine dritte Niere wachsen. Als sie dann ein Kind gebar, hatte ihr Kind diese Genveränderung mit den drei Nieren. Ich behandelte die Frau gezielter an den Nieren und siehe, die Rückenschmerzen wurden besser.

Genveränderung, die sechste Zehe

Eine ältere Dame wollte Hilfe von mir. Sie klagte über schlimme Kopfschmerzen. Meinen Erfahrungen nach, können die Ursachen von Kopfschmerzen von überall kommen. Ich fragte aber erst einmal nach den groben Verletzungen. Die alte Dame verletzte sich als Kind ihre große Zehe. Sie erinnerte sich, sie hackte sich in der Kinderzeit im Keller des Elternhauses mit einem Beil, aus Versehen in die große Zehe.

Ich behandelte nicht den Kopf, sondern die große Zehe der alten Dame, der ging es nach mehreren Behandlungen schon besser.

Die Tochter sagte mir im Gespräch, Ärzte operierten ihr, vor vielen Jahren einen Zeh weg, da sie mit einer sechsten Zehe an einem Fuß geboren ist.

Ausgerechnet an einer der großen Zehen hatte die Tochter doch tatsächlich einen Zweig, nur die Narbe war noch zu sehen von der Operation.

Nun, wer eins und eins zusammenrechnen kann, kommt auf denselben Nenner.

Die Ursache für den Zweig der großen Zehe der Tochter, liegt in der Verletzung der Mutter als Kind.

Bei der Mutter konnte logischerweise kein Zweig an ihrer großen Zehe wachsen. Diese Verletzung registrierte der Körper im Gehirn. Als die Mutter mit dem ca. doppelten Alter nach der Verletzung ein Kind gebar, hatte dieses Kind die Genveränderung der sechsten Zehe.

Bei Kindern rechne ich, das doppelte Alter von der Verletzung bis zum Ausbruch einer Krankheit oder anderen Problemen. Nun gibt es sicher auch Ausnahmen.

Ein Geschwisterkind muss nicht zwangsläufig auch eine sechste Zehe haben. Ausschlaggebend ist das Zeitverhältnis der Verletzung zum Ereignis, wie hier die Geburt des Kindes. Die Verletzung braucht eine bestimmte Zeit zur Registrierung sowie zum Ausbruch eines Problems.

Immer das gleiche Prinzip. Eine Narbe ist fast wie eine „Befruchtung". Über eine bestimmte Zeit des „Wachstums" kommt es zur „Genveränderung" oder anderen Ereignissen wie Ausbruch einer Krankheit.

Eine Frau mit Karpaltunnelsyndrom

Diese Frau hatte Probleme mit ihrer Hand, sie konnte nicht mehr zufassen. Die Ärzte sprachen schon von einer Operation.

Nach meinen Fragen, seit wann dieses Problem besteht, sagte sie mir, dass Sie ungefähr vor fünf Wochen an einen Mittag, plötzlich den Eimer nicht mehr anheben konnte. Dann fragte ich nach diesem Morgen. An diesem Morgen arbeitete sie noch im Garten, da funktionierte die Hand noch.

Meine Frage ging natürlich in Richtung Verletzung, die in der Zeit von diesem Morgen, bis Mittag hin entstand. Sie erinnerte sich an einen blauen Fleck am Oberschenkel in der Größe eines Abendbrottellers. Sie fiel am Morgen in das Erdloch, das eigentlich für Kompost ausgegraben wurde. Genau! Das könnte die Ursache des Karpaltunnelsyndroms bei dieser Frau sein. Der blaue Fleck war zwar nicht mehr sichtbar, richtete aber einen erheblichen Schaden an. Gleich nach der Behandlung ihres Oberschenkel konnte diese Frau sogar ihre Schnürsenkel am Stiefel zubinden.

Der verletzte Oberschenkel hat einen großen Zusammenhang mit dem rechten Arm und umgekehrt. Der rechte Arm ist verantwortlich für den unteren Körper. Oberschenkel pflegen große Beziehungen zum Darm, der trägt Verantwortung für die Muskulatur. Wer viel Sport treibt, bei dem gerät der Darm in Schwung, was die Fettpolster schmelzen lässt. Sport von Null auf hundert bringt den trägen Darm durcheinander, was Muskelkater bringt.

Probleme mit der rechten Hand

Eine junge Frau, ca. 20 Jahre, hatte Probleme mit ihrer rechten Hand. Sie ist Kassiererin an einer Kasse. Das Kleingeld aus der Kasse herausnehmen, bereitete ihr große Schmerzen.

Im Gespräch mit ihr erfuhr ich, dass sie wegen der schmerzhaften Hand schon in der zehnten Klasse keine schriftliche Prüfung oder irgendwas schriftlich machen konnte. Ich fragte nach den Verletzungen, die diese junge Frau durchmachte.

Sie erzählte mir, sie lief als Kind über eine Wiese und trat in eine Sense, die dort lag. Ihre Narbe am Unterschenkel zeugte davon. Als ich ihre Narbe am

Unterschenkel behandeln wollte, sagte sie mir, dass sie dort keine Schmerzen hat.

Die Ursache für ihre schmerzende Hand, so vermutete ich, lagen in der Narbe am Unterschenkel. Ich behandelte den Unterschenkel und die Frau hatte keine Probleme mehr. Ich traf diese Verkäuferin nach vielen Jahren später wieder, sie hatte nie wieder Probleme mit ihrer Hand.

Ein Mann mit Trigeminusneuralgie

Eine Frau fragte mich, ob ich ihrem Mann auch helfen könne, er litt nur im Frühjahr und Herbst unter Trigeminusneuralgie.

Ich sagte ihr, die Ursache einer Trigeminusneuralgie hängt meist, irgendwie mit den Zehen zusammen. Sie sollte ihren Mann fragen.

Sie berichtete ihrem Mann von meiner eigenartigen Antwort, da ging Beiden ein Licht auf. Und tatsächlich berichtete mir die Frau, dass ich richtig lag, mit meiner Vermutung.

Der Mann erinnerte sich an seine Schuhe. Er trug diese im Frühjahr und Herbst. Die drückten, wegen der wulstigen Naht, immer über den Zehen.

Er schmiss die Schuhe weg, damit verschwand die Trigeminusneuralgie.

Die Zehen sind in den Fußreflexzonen verantwortlich für den Kopf und alles was sich tiefer im Kopf befindet wie Augen, Ohren, Kiefer und alles, was zum Kopf gehört.

Nichterklärbare Ohrenschmerzen

Eine Mutter kam mit ihrem elfjährigen Sohn zu mir. Er klagte über nicht erklärbare Ohrenschmerzen.

Auf meine Frage, in welchem Alter er sich verletzte, berichtete mir die Mutter, der Junge ist ungefähr im sechsten Lebensjahr von einem Baum auf seinen Mund gestürzt. Dabei verlor der Junge die zwei vorderen Schneidezähne, einen davon verschluckte er. Alle anderen Zähne standen der Kreuz und der Quere. Der Junge trug eine orthopädische Zahnspange, diese sollte, nach und nach, die seitlichen Zähne zusammenschieben, dass die fehlenden Schneidezähne so gut wie möglich ersetzt werden.

Ich sagte der Mutter, sie möchte bitte nochmal in den Mund des Jungen hineinschauen. Was sie auch tat, sie wusste genau so wenig wie ich, was passieren könnte. Der Junge berichtete mir während der Behandlung, wie und welcher Zahn locker wurde und sich wieder festsetzt. Er zeigte dabei mit seinem jeweils nach oben oder nach unten zeigenden Zeigefinger die Richtung an, die der jeweilige Zahn nahm. Erhobener Zeigefinger

sagte, dass der Zahn am Unterkiefer locker wurde. Der nach unten gerichtete Zeigefinger sagte, dass der Zahn sich festsetzt.
Der gesamte Kiefer wurde gerichtet, damit verschwanden seine Ohrenschmerzen.

Zur zweiten Behandlung berichtete mir die Mutter, dass sie mit ihrem Sohn einen Tag nach unserer ersten Behandlung beim Kieferorthopäden zur Behandlung war.
Der Kieferorthopäde der Uniklinik schaute in den Mund, schüttelte mit seinem Kopf, er stutzte, sagte aber nichts. Er glaubte nicht, was er sah. Schaute noch einmal ungläubig in den Mund, schüttelte schweigend mit seinem Kopf und verlangte scharf und bestimmt von der Krankenschwester: „Den alten Abdruck des Kiefers". In der einen Hand den alten Abdruck des Kiefers, schaute er noch einmal kopfschüttelnd in den Mund des Jungen. Er konnte es nicht begreifen, der Kiefer war gerichtet, die Zähne standen gerade. Der Arzt sagte, der Junge könne jetzt auch zu einem Zahnarzt in seiner Stadt, brauchte nicht mehr in die 90 km entfernte Uniklinik Leipzig.
Die Mutter verschwieg dem Arzt unsere Behandlung, weil der schon wegen der Zahnhygiene des Sohnes

motzte. Sie betonte: „Obwohl der Junge immer ordentlich seine Zähne putzte".

Die zweite Behandlung war auch sehr ungewöhnlich. Der Junge saß auf dem Stuhl, seine Augen waren geschlossen. Nach einer gefühlten Minute, spürte er in der Brustgegend einen kleinen Druck, wie ein Steinchen, das mal hoch und dann wieder runter rutscht und jedes mal kleiner wurde, schließlich löste es sich auf. Wir hatten den damals verschluckten Zahn in Verdacht, den der Körper wahrscheinlich zerstörte. Keine Ahnung wo das „Steinchen" herkam und wo es hinging.

Rheuma schon mit sieben Jahren

Ein Vater kam mit seiner 7-jährigen Tochter zu mir, sie klagte über Rheuma.

Auf dem 200 km weiten Weg von Leipzig nach Hause musste der Vater zwischendurch tanken.

Dort traf er einen "alten" Schulkameraden wieder, sie tauschten Erinnerungen aus.

Unter anderem fragte der Tankwart, wohin sein Weg führt. Der Vater sagte, dass die Tochter über Rheuma klagte und sie auf dem Heimweg von der Uniklinik seien.

Der Tankwart gab ihm meine Adresse und den Rat: "Schau doch mal bei der Heilerin vorbei. Sie half mir

auch bei meinen Rückenschmerzen. Vielleicht kann sie
auch Deiner Tochter helfen".
Ich fragte nach Verletzungen und die Blinddarmnarbe
war der Schlüssel. Nach drei Behandlungen war das
Mädchen ihr Rheuma los, sie brauchte nicht mehr in die
Uniklinik.

Rheumaschmerzen überall

Ein älterer Mann brachte seine Frau zu mir.
Er wollte erst mal sehen, ob ich seiner Frau helfen kann,
dann würde er sich selber auch behandeln lassen.
Nun fragte ich ihn, nach seinen Beschwerden. Er klagte
über Rheuma. „Ja, Rheuma, da gibt es viele Arten.
Menschen mit Rheumaschmerzen überall, ohne
erkennbare Veränderung an den Gelenken, hatten, meist
in der Kindheit oder Jugend, eine Gehirnerschütterung".
„Nein" entgegnete mir der Mann, hatte er nie.
Dann wäre noch, so überlegte ich, ein Gehirntumor.
Menschen mit Gehirntumor könnten überall Schmerzen
haben. Ihre Ursachen liegen meist nicht im Gehirn
selbst. Meist steht die Halswirbelsäule oder die großen
Zehen oder beide, in diesem Zusammenhang. Die
Zehen sind insgesamt zuständig für den Kopf, Hallux
valgus, auch bekannt als Frostballen, steht in den
Fußreflexzonen mit der Halswirbelsäule in Verbindung.
Bei ausgeprägtem Hallux valgus zeigt auch die

Halswirbelsäule irgendwelche Probleme, das ist eine Wechselwirkung.

Die kleineren Zehen stehen dann für Augen, Ohren, also alles, was in und um den Kopf ist. Die großen Zehen speziell für das Gehirn (Beispiele siehe: „Dummer Kopf"), oder „sechste Zehe". Ich fragte ihn speziell nach einer Verletzung einer großen Zehe.

Ich war wie vom Blitz getroffen. Er sagte spontan: „Die ist ab. Ein Zug fuhr über meine große Zehe".

„Nein wirklich? Ich will nicht Recht haben, ich habe recht".

Alles braucht, beim Erwachsenen, 20; 40 oder 60 Jahre, von einer bestimmten Verletzung zum Ausbruch einer Krankheit oder Schmerzen.

Meisten schreit der Körper fünf Jahre: "Tu was, tu was„. Wir Menschen verstehen nur den Schmerz und bekämpfen diesen. Wahrscheinlich behandelt man nur die Symptome, deshalb bekommt der Mensch meist jedes Jahr ein neues Problem. Ein Loch wird gestopft, ein Anderes reist auf.

Zu den 20 Jahren nach solch einer Verletzung kann es dann fünf Jahre lang, jedes Jahr neue Beschwerden dazukommen. Nach den 25 oder 45 Jahren bricht von „innen" was aus. Was genau passiert, weiß ich nicht.

Mein Bruder ist mir heute noch böse. Ich erklärte ihm diese Zeitrechnung, nicht aber, wann seine Frau stirbt. Als seine Frau dann nach diesen fünf Jahren starb, verschlechterte sich unser Verhältnis, was sowieso schon schlecht war.

Ich fragte den Mann, seit wann sein Rheuma auftrat. Er sagte, seit zwei Jahren schmerzt der Körper und Rheuma wurde diagnostiziert.
Ich rechnete und fragte, ob der Unfall vor 22 oder vor 42 Jahren war.
Ich hatte wieder recht. Der Unfall war 1950, als seine große Zehe vom Zug abgefahren wurde. Der Mann scheint einen Gehirntumor zu haben, aber keine Ahnung davon.

Ich nahm mir seine Frau zur Seite und erzählte ihr von meinen Erfahrungen, nicht von meiner Vermutung. Ich riet ihr dringend, mit ihren Mann einen Arzt aufzusuchen, um den Kopf untersuchen zu lassen.
Eine Woche später rief die Frau an. Sie sagte den nächsten Termin ab.
Der Mann liegt im Krankenhaus und sie kann nicht Autofahren. Ich hörte nichts mehr von den Beiden.

Ursache für Skoliose

Eine ca. 50 jährige Frau mit Skoliose saß schon auf dem Stuhl zur Behandlung.

Da diese Frau mein erster Fall mit Skoliose war, fragte ich sie nach allen möglichen und unmöglichen Verletzungen.

Unter anderem sagte sie mir, sie verbrannte sich in ihrer Kindheit mal ihre Hände.

Ich behandelte der Frau ihre Hände ohne sie dabei anzufassen, die Hände reagierten. Erschrocken zog sie ihre Hände zurück. Sie sagte, der Schmerz erinnere sie, als hätte sie gerade erst ihre Hände verbrannt. Einige Sekunden später beruhigte sich der Schmerz, sie spürte angenehme Wärme. Diese kroch dann über den ganzen Körper und machte ihn angenehm locker.

Jetzt konnte ich aufatmen und sagte laut: "Vielleicht fanden wir damit die Ursache für Skoliose".

Ein junger Mann, der noch wartete, lachte über meine Worte. Das musste ich ergründen und fragte ihn, ob er auch Skoliose habe. Zum Betonen drehte er seinen Kopf leicht, halb neigend zum „ja". Sagte aber, er verbrannte sich niemals seine Hände. Er habe Probleme mit den Augen und Skoliose. In den Handinnenflächen liegen auch die Augen, überlegte ich, hm, ok.

Da sein Vater auch bei mir zur Behandlung war, fragte ich ihn, ob sich sein Sohn in seiner Kindheit mal die Hände verbrannte. Der Vater bejahte, ich hatte wieder

Recht. Nun behandelte ich seine Hände und Füße. Der junge Mann staunte, seine Augen und auch die Wirbelsäule reagierten von beiden.

Schilddrüse

Eine Frau klagte über ihre Schilddrüse.

Rollkragenpullover konnte sie leider nicht tragen. Die schnürten ihr gefühlsmäßig den Hals zu. Meine Hände reagierten sogar an der Schilddrüse, was seltener vorkommt. Meist liegen die Ursachen mit Beschwerden der Schilddrüse in der Halswirbelsäule und verursachen auch noch Kopfschmerzen und Depressionen.

Die Frau beschrieb, was sie merkte.

Sie spürte einen Druck, wie zwei Finger dick, vorn auf ihrem Hals. Dieser verlief nach unten in Richtung Bronchien, vergrößerte sich zu einem Latz, bis zum Bauch. Dort spürte sie „Etwas", in der Größe eines Tennisballs. Während der Behandlung wurde der immer kleiner. Dann sprach sie nur noch von einem Band, das sich zurück nach oben in die Schilddrüse zog.

Der „Tennisball" hörte sich seltsam an. Ich fragte sie, ob ihr Arzt vielleicht von einem Myom sprach. Erstaunt platzte es aus ihr heraus: „Ja, das stimmt".

Bei der nächsten Behandlung war ihr Kragen vom Pullover schon gefühlsmäßig nicht mehr so "eng".

Nach der dritten Behandlung war das Würgegefühl weg.

Schade, der erste Frauenarzt sprach von einem Myom. Dann behandelten wir die Schilddrüse. Nach dem Wechsel des Frauenarztes sah der andere Frauenarzt kein Myom mehr. Ein Nachweiß wäre schon interessant gewesen.

Schilddrüse und Myom

Während der Behandlung einer anderen Frau, die über Schilddrüsenprobleme klagte, erklärte ich gerade die Zusammenhänge Schilddrüse und Myom. Aus Erfahrung heraus fragte ich sie, ob der Frauenarzt eventuell von einem Myom sprach. Erstaunt sagte sie: „Ja, das stimmt".

Eine andere Frau, die stillschweigend das Zimmer betrat, blieb erstaunt in der Tür stehen. Als sie sich bemerkbar machte, bestätigte sie mir diesen Zusammenhang. Sie habe auch ein Schilddrüsenproblem und ein Myom.

Natürlich bekommt nicht jede Frau mit einem Schilddrüsenproblem gleich ein Myom.

Nach meiner Erfahrung wächst die Schilddrüse über viele Jahre. Sie wächst über den Brustkorb hin zum Unterleib. Dort findet das „Schilddrüsengewebe" eine Sackgasse und das Myom entsteht.

Entfernt der Arzt nun das Myom, dann zieht sich das „Band" zurück nach oben in die Schilddrüse. Da die Ursache des Myom's und der Schilddrüse nicht beseitigt ist, wächst die Schilddrüse jetzt richtig sichtbar.

Ich behandle immer den ganzen Körper, dabei beichten mir manche Frauen bei Schilddrüsenproblemen meist noch ein Myom, Kopfschmerzen oder Depressionen. Meist sogar alle drei zusammen.

Manche Frauen beklagen sich bei mir, sie essen immer weniger und nehmen immer weiter an Gewicht zu. Meist wachsen sogar ihre Brüste. Das wird anfangs noch als gut empfunden. Setzt sich dieses Wachstum durch den ganzen Körper fort, wird es unangenehm. In solchen Fällen produziert die Schilddrüse durch den ganzen Körper eine Art „Schilddrüsengewebe". Deshalb sollten Mahlzeiten vielleicht nicht weniger, sondern auf den Hormonhaushalt abgestimmt werden.

Alle diese Probleme liegen wahrscheinlich an der Schilddrüse. Diese haben ihre Ursachen tatsächlich meist in den Halswirbeln.

Jeder Halswirbel ist für eine ganz bestimmte Region im Körper verantwortlich, darunter die beschriebenen.

Leicht wie eine Feder

Um einfach mal zu entspannen, legte ich mich selber mal auf den Teppich.

Meine Hände lagen locker neben den Hüften, ich war ein wenig im 5. Himmel. Nach einer Stunde wachte ich auf und schaute an die Uhr.

Oh! Jetzt musste ich mich aber beeilen, um im Konsum noch ein Brot zu bekommen. Auf dem Weg fiel mir auf, dass ich leicht wie eine Feder war, die Beine liefen fast alleine. Ich war fasziniert.

Natürlich kaufte ich noch mein Brot.

Sehr wahrscheinlich hatte ich irgendetwas mit meinen Hüften. Schon als Kind mit dem Roller stieß ich mich nur immer mit dem rechten Bein ab. Im Schulsport konnte ich zwar rennen und war die Zweite, aber beim Spagat oder ähnlichen sportlichen Übungen wollte das nicht so gelingen.

Mit meinem 25. Lebensjahr fuhr mich ein Autofahrer am Fußgängerüberweg an. Einen blauen Fleck hatte ich bestimmt.

Oder als mein Mann das Treppenhaus tapezierte und ich die Treppe ohne Halt runter segelte.

Diese Behandlung galt sicher meinen Hüften.

Jetzt verstand ich, wenn die Menschen immer lächelnd meinten, dass sie „locker" sind. Nun glaubte ich ihnen.

Die erste Hilfesuchende mit Parkinson

Täglich kommen Menschen, überwiegend mit Kopf-, Rücken-, oder Knieschmerzen zu mir. Die Ursachen

liegen meistens in uralten Narben und anderen
Verletzungen wie blaue Flecke oder Operationsnarben.
Nun kam eine Frau mit der Diagnose „Parkinson".
Dieses Zittern der Hände oder anderer Gliedmaße ist
eine Störung im Gehirn. Die wirklichen Ursachen sind
in der Wissenschaft noch nicht erforscht.
Und nun saß diese Frau vor mir und wollte das Zittern
loswerden.
Eine ungewöhnliche Krankheit hat eine ungewöhnliche
Verletzung zur Ursache. Gewöhnliche Verletzungen
konnte ich ausschließen.
Eine Behandlung dauert meistens zwei Stunden.
Meine Hände scannten den Körper der Frau nach Narben
und anderen Verletzungen, ohne sie dabei zu berühren.
Nach fast zwei Stunden wollte die Patientin ihre
Tablette einnehmen. Ich bat sie, noch etwa fünf
Minuten zu warten, da ich gleich an ihren Füßen
angekommen bin.
Plötzlich hörte das Zittern auf.
Erstaunt sagte mir die Patientin, sie fühle sich richtig
leicht und gut.
Ich fragte gleich nach einer ungewöhnlichen Verletzung
der Füße oder Zehen. Sie sagte mir, sie erfror sich die
Zehen in ihrer Kindheit.
Wir mussten erleichtert feststellen, wir entdeckten die
Ursache für diese Krankheit.

Danach kamen auch noch andere Menschen mit Parkinson. Hier fragte ich gezielter nach erfrorenen Zehen und es wurde mir immer wieder bestätigt, dass ich die Ursache gefunden hatte. Ein Patient fragte mich am Telefon, ob ich auch bei Parkinson helfen könne. Ich fragte nach Erfrierungen der Zehen. Am anderen Ende war Funkstille. Ich rief: „ Hallo". Der Mann war sprachlos. Nach sekundenlanger Stille, sagte er mir, er erfror sich im Krieg seine Zehen. Nein, hellsehen kann ich nicht. Dennoch kommen Erfrierungen bei dieser Krankheit häufiger vor. Manchen wackelt „nur,, der Arm. In den Fußreflexzonen liegen die Arme jeweils an der Außenseite der Füße. Das heißt, die äußeren kleinen Zehen haben große Beziehungen zu den Armen. Manchmal können sich die Kranken sogar noch an eine Erfrierung erinnern.

Es gibt Tafeln mit Fußreflexzonen, wo jede Zone eine Beziehung zu den Organen und Gelenken pflegt. Die Zehen haben ganz große Beziehungen zum Kopf.

ALS, eine der schlimmsten Krankheiten

Zu mir kam ein Mann und klagte über ALS. Das ist eine der schlimmsten Krankheiten des zentralen Nervensystems.

Schon bei der Begrüßung gab er mir nur seine linke
Hand. Die rechte Hand fühlte sich steif an, fast wie ein
Stück Holz.

Auch seine Beine waren mächtig steif, so dass seine Frau
für meine Treppenstufe eine Zwischenstufe mitbrachte.

Wie bei allen Hilfesuchenden fragte ich vorrangig nach
alten Verletzungen und Operationen.

Als Hundeführer bei der Armee der DDR biss ihm ein
Hund in die linke Hand, die aufwendig operiert und
genäht werden musste.

Das war eine große Verletzung, die ich als
wahrscheinliche Ursache, der ALS in Betracht zog.

Die damals zerfressene linke Hand, die eigentlich nur,
dank der Kunst der Ärzte, wieder aussah wie eine Hand
des Mannes, war die Bessere seiner beiden Hände.

Deshalb akupunktieren gute Heilpraktiker meist erst die
gesündere Seite des kranken Körpers. Da aber
mindestens zwei Komponenten für eine Krankheit zu
suchen sind, fragte ich nach anderen Verletzungen. Der
Mann arbeitete nach seiner Armeezeit viele Jahre als
Elektriker. Als er eine Freileitung reparieren sollte,
schaute er nach oben. Im selben Augenblick fiel ihm
eine große Porzellan-Isolierung auf die Stirn und er
brach zusammen. Mit diesem Unfall verletzte er sich
nicht nur die Stirn, der Halswirbel verstauchte in einem
ungewöhnlichen Winkel.

Anmerkung zur Verletzung der Hand: In den
Handreflexzonen liegt in dem Handteller der Bauch
aber auch das Gehirn. Verliebt sich ein Mensch, dann
kribbelt es im Bauch und nicht im Gehirn. Auch kann,
wer es kann, aus der Hand lesen wie in einem Buch.
Ich behandelte seine linke Hand, Stirn und die
Halswirbelsäule. Auch seine Blinddarmnarbe reagierte
besser als gedacht.
Seine Frau rief mich ganz aufgeregt an, ihr Mann sei in
ihrem Haus alleine hoch und runter gelaufen, als wäre
er gesund.
Dieser Zustand hielt leider nur einen Tag an und kam
nicht wieder. Wir konnten nur verbessern.
Da ich immer den ganzen Körper behandle, wusste ich
nicht mehr, welche der vielen Verletzungen am Körper
des Mannes ich genau behandelte.
Leider konnte die Frau mir diese Frage danach auch
nicht beantworten. Während ich ihren Mann
behandelte, schlief sie immer an meinem Tisch. Ich
fragte sie, was sich eventuell gesundheitlich bei ihr
selbst verbessern konnte. Sie sagte, sie habe keine
Kopfschmerzen mehr.
Die Energie ist sicher auch auf die Frau über gegangen.

Wasser im Hodensack

Ein junger Mann ca. 36 Jahre kam mit der Diagnose vom Arzt „Wasser im Hodensack".

Ich fragte nach Verletzungen der Kindheit und Jugend. Der Mann hatte zwei Operationen am rechten Ellenbogen. Ein Unfall stoppte ihn mit seinem neunten Lebensjahr. Die Ärzte setzten damals einen Draht zur Festigung des Ellenbogenbruchs ein. In seiner Armeezeit sei diese Narbe einem Arzt aufgefallen, der Draht wurde entfernt.

Zum Wasser im Hodensack entdeckten die Ärzte noch eine Narbe direkt am Herzen, obwohl er dort nie operiert wurde.

Das war merkwürdig, ist aber vielleicht zu erklären.

Der rechte Arm ist in erster Linie für den unteren Körper zuständig. Deshalb kam für mich ein Zusammenhang zwischen dem Wasser im Hodensack und seinem rechten Ellenbogen in Frage.

Die Narbe am Herzen entdeckten die Ärzte nur durch Zufall. Am Ellenbogen liegt ein Herzpunkt auf dem Herzmeridian der Akupunktur. Der steht in erster Verantwortung zum linken Arm. Energie fließt immer links runter und rechts wieder rauf. Diese Verletzung auf dem rechten Ellenbogen nahm einen kurzen Weg zur Registrierung in der rechten Gehirnhälfte. Diese verantwortet Probleme auf der linken Körperseite. Ein guter Heilpraktiker, der akupunktieren kann, setzt seine Nadeln, aus Erfahrung, meist auf der gesunden Seite.

Wie bei vielen anderen Krankheiten und Schmerzen liegt die Ursache meist auf der gesunden Seite, die Schuld hat, an einer Erkrankung.

Der Mann rief mich am Telefon an, sein Wasser im Hodensack verschwand gleich nach der ersten Behandlung.

Der wegradierte Schmerz

Als mein Mann das Treppenhaus tapezierte, wischte er nur die Stufen vom Tapetenleim trocken. Als ich die Treppe wie immer, nass wischte, rutschte ich, ohne Halt über die schlierig gewordenen Steintreppen auf der linken Rückenseite hinunter. Ich schleppte mich noch auf meine Couch ins Wohnzimmer und rief vor Schmerzen nach meiner Tochter Marika, die auch gleich zur Stelle war. Marika folgte meiner Anweisung. Sie solle ihre Hände, ohne mich anzufassen, auf meine linke Hüfte und Oberschenkel schieben. So wie Marika ihre kleinen Hände bewegte, so merkte ich, wie der Schmerz wegradiert wurde. Ich stand auf, als wär nichts gewesen. Abends fragte mich mein Mann, was ich für einen kirschgroßen blauen Fleck am Rücken hatte. Diese kleine Stelle erwischte Marika nicht.

Mein Sohn Marcel, damals 4 oder 5 Jahre alt, wollte wiedermal keinen Mittagsschlaf machen. Ganz spontan hielt Marcel seine kleine Hand an den Hinterkopf eines Mannes. Er erschrak, sein Kopf ruckte wie von einem Magneten angezogen, rückwärts. Wir wunderten uns schon, heilen kann wahrscheinlich jeder, der die Liebe dazu aufbringt.

Kreidebleich

Eine Patientin mit Kopfschmerzen erwartete von mir Hilfe.

Auf meine Fragen nach Verletzungen gab sie mir einen schweren Unfall mit offenen Schädelbruch als Kind an. Als meine Hände schon etwa 1 min über ihren Kopf schwebten, beschlich mich ein seltsames Gefühl. Erst in meinen Beinen, dann kroch es an mir hoch und verstärkte sich. Mir war, wie umfallen, oder als verliere ich das Bewusstsein. Ich sagte kein Wort, ging nach draußen, um frische Luft zu schnappen. Ich traute mir nicht mal eine Zigarette anzuzünden, so elend war mir. Dieses eigenartige Gefühl wollte nicht weichen. So schleppte ich mich wieder in mein Behandlungszimmer, legte mich ohne Worte auf meine Behandlungsliege. Nach einer Minute merkte ich, wie das Leben vom Kopf bis zu den Füßen in mir wiederkehrte.

Nach etwa 2 min stand ich auf, als wäre nie etwas
geschehen. Die Patienten, die auch im Zimmer waren,
sagten mir, ich sah aus wie eine Kalkwand.
Nun ja, ich bin auch nur ein Mensch, antwortete ich.
Frisch gewagt ist halb gewonnen, dachte ich und wollte
mit meiner Behandlung der Frau fortfahren. Nein! Das
ist ein Alptraum! Das eigenartige Gefühl kam wieder.
Da wusste ich, dieses Ereignis, was mich fast aus den
Latschen kippen ließ, das stand sicher im
Zusammenhang mit dieser Patientin.
Ich entschuldigte mich und sagte ihr, dass ich sie nicht
behandeln kann.

Der Lappen

Eine junge Frau, ca. 32 Jahre, Mutter von zwei Kindern,
sie sah aus wie ein Schulmädchen, kam wegen ihrer
Krampfadern zu mir. Ihre Mutter kam auch in meine
Behandlungen.
Ich fragte nach Verletzungen, angefangen in der
Kindheit. Meine allumfassenden Fragen gingen auch in
Richtung Geburten und ob diese recht lange dauerten.
Sie zeigte mir die Narbe am rechten Handgelenk, die
stamme von einer Glasscherbe. Als Kind fiel sie mit
einer Flasche hin und verletzte sich die Innenseite am
Handgelenk. Ich verdächtigte diese Narbe als Ursache
der Krampfadern. Der rechte Arm insgesamt pflegt

große Beziehungen zum unteren Körper. Dieser Bereich der Narbe am Handgelenk gehört in der Akupunktur zum Unterleib.

Diese Punkte an der Innenseite der Handgelenke (siehe Handreflexzonen), dürfen in einer Schwangerschaft nicht behandelt werden. Auf meine Frage, ob sie schwanger sei, war die Antwort: "Nein", sie hat schon zwei größere Kinder und keinen Gedanken an ein drittes Kind. Ich behandelte dann auch ohne die Frau anzufassen nur diese eine Narbe. Meine Hand hielt ich ungefähr 8-10 cm über der Narbe am Handgelenk.
Sie sagte mir, wie sie die Wärme spürte: „Die Wärme kriecht von der Narbe am Handgelenk in die Hand und in die Finger. Sogar in die Arme und Beine und nun durchflutet die Wärme den ganzen Körper".
Nach der Behandlung fühlte sie sich richtig gut und bedankte sich.

Am nächsten Tag stand diese junge Frau vor meiner Tür und verlangte von mir, ich solle ihr das „Etwas" herausziehen, was bei ihr zwischen den Beinen heraus schaut. Ich sah einem Lappen ähnlichem „Etwas".
Ich betonte, ich habe sie nicht angefasst und werde auch nichts herausziehen. Ich bat sie, sofort zum Arzt zu gehen.

Ich war völlig von den Socken, sie hatte ja Recht, sie
war gestern bei mir, ich behandelte diese Frau. Ich
wusste aus Erfahrung, der Körper kann akupunktieren,
einrenken, massieren, operieren, aber hier? Das war mir
unbegreiflich, ich bin entsetzt, alles brach in mir
zusammen.

Da ich die Frau aber nicht anfasste, hat der Körper
irgendwas gemacht, was mir unbegreiflich ist.

Ich war völlig am Ende, wusste keinen Rat mehr. Ich
dachte nur an eine Brücke und den Zug, als den
allerletzten Ausweg. Vorher ging ich erst mal zu einem
guten Freund, der wirklich hellsehen kann.

Ich erklärte ihm, was passiert war. Er sagte, dass ich
alles richtig gemacht habe und ich sollte beruhigt
nachhause fahren.

„Das gibts doch nicht!"

„Ja, machen Sie sich keine Sorgen, alles in Ordnung".
Das kam mir sehr seltsam vor, konnte das überhaupt
nicht verstehen. Da er sehr zuverlässig ist, beruhigten
mich seine Worte nur ein wenig und ich fuhr
nachhause.

Als die Mutter der jungen Frau zur Behandlung kam,
fragte ich mit gemischten Gefühlen nach ihrer Tochter,
die einen Tag nach der Behandlung vor meiner Tür
stand.

Die Tochter war, gleich von mir aus in die Klinik gefahren und hatte eine Fehlgeburt.

Die Mutter erzählte mir, die Tochter hatte nie ihre Regelblutung und merkte auch nicht, wenn sie schwanger ist. Die Krampfadern bekam sie nur in der Schwangerschaft.

Die zwei Kinder sind einfach so zwischen den Kühltruhen geboren. Nach einem Jahr begegnete mir die junge Frau, mit einem Kind im Kinderwagen, auf der Straße. Sie erzählte mir, sie gebar einen gesunden Jungen.

Ich freute mich für sie. Gehört hatte ich schon davon, erlitt eine Frau eine Fehlgeburt, bekommt sie ein Jahr später ein Kind. Nun hatte die junge Frau drei Kinder und alle waren glücklich.

Das war eine Behandlung, die ich nie vergessen kann.

Gebärmuttervorfall

An einem Freitagvormittag kam eine Frau ca. 38 Jahre, zu mir wegen ihrer Kopfschmerzen. Sie fragte nach einen Termin zur Behandlung. Kommenden Montag ginge sie erst einmal ins Krankenhaus wegen Gebärmuttervorfall zur Operation. Das war sehr interessant für mich. Ich behandelte die Frau gleich in derselben Stunde. Andere Hilfesuchende musste ich wieder nachhause schicken. Wir waren so gegen 16 Uhr fertig. Die Frau hatte schon nach einer Stunde und nach dem ersten Toilettengang, nicht mehr das Gefühl, die Gebärmutter zu verlieren.

Während der Behandlung zitterte die Frau, ihr war sehr kalt. Im Zimmer war es warm. Nach meiner Erfahrung hat der Körper die Situation noch einmal nachgestellt, wie es früher irgendwann mal war. Ich lag genau richtig. Sie erzählte mir, Sie zitterte während der Geburt eines ihrer Kinder genau so. Der Arzt bezeichnete das als "normal", es sei "Schwäche" vom Körper. Sicher lockerten sich damals die Bänder. Über viele Jahre verursachten diese den Gebärmuttervorfall. Bei der Behandlung zogen sich über bibbern und zittern die Gebärmutterbänder wieder straff. Am Montag, an dem die Frau operiert werden sollte, sagte sie die Operation ab. Sie ging zu ihrem Frauenarzt. Der untersuchte die Frau und staunte nicht schlecht, er konnte keinen Vorfall der Gebärmutter mehr feststellen. Sie war noch mehrere Male zur Behandlung des ganzen Körpers bei mir. Dabei sagte sie, sie müsse mir dringend was Merkwürdiges erzählen. Jedes Mal, wenn sie von der Behandlung nachhause ging, war ihr im Mund so ein komisches Gefühl am Zahnfleisch. Zu Hause schaute sie in ihren Spiegel und sah dann einen kleinen Einschnitt im Zahnfleisch, dieser sah aus wie eine Narbe. Das war ihr sehr seltsam. Nun musste sie mir das erzählen. Ich erklärte ihr, der Körper operiert fast alleine, die Narbe am Zahnfleisch ist real. Sicher operierte der Körper nicht nur die Gebärmutter, weil der Körper ein Ganzes ist, sondern immer im Zusammenhang mit den Zähnen oder anderen Ursachen. Die Kopfschmerzen der Frau hatten einen Grund. Diese Ursachen lagen in dem Gebärmuttervorfall. Der Körper reparierte erst den Vorfall.

Ich traf die Frau nach acht Jahren wieder, da erfuhr ich von ihr, dass ihr vor zwei Wochen die Gebärmutter entfernt wurde. Für die Frau waren die acht Jahre aber schon sehr viel Gesundheit, wenn man bedenkt, sie hätte schon mit 38 Jahren die Gebärmutter entfernen lassen müssen.

Die Blinddarmnarbe und Kopfschmerzen

Normalerweise fasse ich Hilfesuchende nicht an. Ich behandelte wie immer über dem Pullover am Bauch, dort fühlten meine Hände eine heftige Reaktion. Eine wulstige Blinddarmnarbe verursachte wahrscheinlich Kopfschmerzen.

Der Bauch kommuniziert mit dem Kopf. Beide sind ähnlich gewunden.

Verliebt sich der Mensch, kribbelt es im Bauch, nicht im Gehirn.

Meine Hände schwebten über seinem Pullover. Hier
spürten meine Hände die Narbe am Bauch.

Der Mann berichtete mir, er spüre die Energie in
oberflächlicher Heizwärme, dazu einen Druck auf der
Narbe.

Nur einen winzigen Augenblick tippten meine Hände
aus Versehen, leicht den Pullover. Er bat mich, meine
Hand, auf die Stelle am Bauch auf seinen Pullover zu
legen. Er beschrieb einen leichten Stromschlag. Meine
Neugier stieg, ich legte meine Hand auf. Der Druck auf
den Bauch erhöhte sich.

Ließ ich meine Hand los, spürte er immer noch den
Druck. Er bat mich, meine Hand, wieder auf seinen
Pullover zu legen. Ich glaubte nicht, was ich da erlebte.

Der Bauch des Mannes zog sich nach innen. Meine Hand
klebte förmlich an seinem Pullover. Nach einer Minute
stieß der Körper meine Hand ab, wie zwei gleiche Pole
sich abstoßen. Der Bauch wurde wärmer. Ein zweites
Mal durchflutete die Wärme den ganzen Bauch, fasst
heiß. Nach dem dritten Mal spürte der Mann ein
Wärmegefühl an den Lendenwirbeln.

Damit gelang der Durchbruch vom Bauch in die
Lendenwirbelsäule.

Die Wärme kroch vom rechten Bauch durch den Körper.
Er beschrieb den Weg der Energie.

Von der Blinddarmnarbe in seinen Bauch, dann in den Rücken, in das rechte Bein, dann rechts hoch über den rechten Arm, über den Kopf und links wieder runter bis ins Bein und in die Lendenwirbelsäule. Am Bauch war die erste Runde geschafft. Die zweite Runde war nicht ganz so lange. Nach der dritten Runde schmerzte der Kopf sehr viel weniger.

Nach meiner Theorie war die wulstige Blinddarmnarbe der größte Energieblocker. Über den Bauch durchbrachen wir erst einmal eine „Leitung" in die Lendenwirbelsäule.

Vergleichbar wie eine verstopfte Kreuzung. Erst könnte ein Radfahrer durch, dann ein Moped und so nach und nach die Autos. Somit konnten alle anderen „Kreuzungen" frei werden.

Wie auch bei anderen Hilfesuchenden, klärte ich diesen Mann auf. Die Schmerzen dürfen auch wieder kommen, meist aber abgeschwächt. Der Körper hat sein eigenes Heilungssystem. Es geht zwei Schritte vorwärts, aber einen wieder zurück. Nach mehreren Behandlungen, auch der anderen Narben, war der Mann seine Kopfschmerzen los.

Depressionen aus der Tiefe
Die unglaublichste und doch wahre Behandlung.

Ein Mann, schob seine 50 jährige Frau, regelrecht in mein Zimmer herein.

Sie sagte gleich zu mir: "Sie können mir sowieso nicht helfen".

Ich weiß nie vorher, ob ich helfen kann. Deshalb antwortete ich locker: "Das werden wir doch sehen".

Zu Anfang des Gespräches erfuhr ich, dass die Frau in der Klinik wegen Depressionen behandelt und nur für zwei Tage entlassen wurde.

Um die Ursache der Depressionen zu finden, stellte ich meine Fragen in Richtung Vergewaltigung oder Schock.

Eine Vergewaltigung oder der Gleichen hatte sie nicht erfahren müssen, so sagte sie.

„Aber vielleicht…"

Die Frau erzählte mir, dass sie als Kind auf dem Hof mit anderen Kindern spielte. Sie schaute durch ein Loch in der Bretterwand, die sie vom Nachbarhof trennte. Einer der Russen trat mit voller Wucht gegen diese, sie hatte das Gefühl, ihr Herz bliebe Stehen.

Nun hatte sie Vertrauen und wir konnten die Behandlung beginnen.

Meine Hände schwebten über ihrer Schilddrüse, die meistens im Zusammenhang mit den dazugehörigen Halswirbeln auch Schuld an Depressionen ist.

Sie saß auf dem Stuhl. Mit geschlossenen Augen erzählte sie, was sie aus tiefster Erinnerung holte und jetzt vor ihrem geistigen Auge sah:

„Ich sitze in einem großen Raum, es könnte eine Bahnhofshalle sein."

Ich fragte sie, ob sie noch „da" ist. Ich wollte doch niemanden hypnotisieren. Sie schlug für einen Augenblick die Augen auf und sagte: "Ja, ich bin noch da".
Sprachlos hörten wir zu.
„Jetzt sehe ich mich in einem weißen Bündel auf dem Fensterbrett und keiner kümmert sich um mich, und keiner kümmert sich um mich".

Dem Mann stockte der Atem, unsere Blicke trafen sich. Wir dachten dasselbe: „Das gibt es doch nicht!" Keiner gab nur einen Laut von sich.

„Jetzt sehe ich mich im Kinderwagen, er ist viel zu klein, meine Beine schauen raus".
Wir konnten es nicht fassen.
„Ich sehe mich als weißes Bündel im Fensterbrett und keiner kümmert sich um mich, und keiner kümmert sich um mich".

Ich fragte noch einmal nach, ob sie noch „da" ist. Sie
schlug einen Augenblick ihre Augen auf und sagte:
"Ja, ich bin „da".
Sekundenlange Stille.
„Ich sitze in einer Glocke auf etwas Weichem. Jetzt sehe
ich mich mit Glotzaugen und Schwimmflossen".

„Ich sehe mich als weißes Bündel im Fensterbrett und
keiner kümmert sich um mich, und keiner kümmert sich
um mich".

„Jetzt sehe ich mich in einer Glocke auf etwas weichem
Sitzen, ich stecke den Kopf hinaus, alles ist hell und
grell und irgendetwas zieht mich zurück".

„Ich sehe mich als weißes Bündel im Fensterbrett und
keiner kümmert sich um mich, und keiner kümmert sich
um mich".

„Jetzt sehe ich mich in einem wunderschönen Kleid am
Waldrand, ich stehe an einem Abhang".

Ich fragte sie, was das bedeuten könnte, sie schlug die
Augen auf und sagte mir, dass ihre Mutter sich das
Leben nahm.

Mit geschlossenen Augen erzählte sie weiter:

„Jetzt sehe ich mich im Kinderwagen, eine Sonne schaut zu mir herein".

Ich fragte sie, was das bedeuten könnte. Sie erinnerte sich an ihre Oma, die so wunderschönes blondes Haar hatte.

„Ich sehe mich als weißes Bündel im Fensterbrett und keiner kümmert sich um mich, und keiner kümmert sich um mich".
„Jetzt sehe ich mich auf etwas Weichem sitzen".
Mit jedem Wort wurde sie hektischer.
„Ich werde immer kleiner und kleiner, jetzt bin ich nur noch ein Punkt und irgendwas kommt auf mich draufzu".
Wir hielten den Atem an. Diese Erinnerungen sind fast unmöglich oder doch?
Ihre Augen gingen auf, der Alptraum war zu Ende.
Das war genau das, was die Depressionen ausmachte.

Unsere Interpretation war klar, die Mutter der Frau wurde mit an Sicherheit grenzender Wahrscheinlichkeit von einem Russen vergewaltigt. So unglaublich das klingen mag, die Behandlung war ganz genau so. Der

Mann sagte zu mir, wenn er diese Behandlung seiner Frau nicht selbst miterlebt hätte, er würde das nicht glauben. Meine Interpretation: Diese Frau ist das Produkt der Vergewaltigung. Am Abhang steht ihre Mutter, weil die sich das Leben nehmen wollte. Sie selbst sieht diese Szene mit den Augen ihrer Mutter. Die Szene, als sie sich verloren in der Bahnhofshalle sah, könnte die Entstehung des Embryo sein. Die Szene als sie aus der Glocke raus schaut und alles ist hell und grell und Irgendwas zieht mich zurück". Sie könnte ihre eigene Geburt gesehen haben. In der Glocke mit Glotzaugen und Schwimmflossen, könnte man vergleichen mit einem embryonalen Zustand. In der hektischen Szene sah sie sich als Eizelle, in die ein Samenfaden eindringt.

Diese Erinnerungen aus der Tiefe zeugten von einer gewissen Unordnung im Kopf. Die Mutter verkraftete die Vergewaltigung nicht. In ihr brach eine Welt zusammen. Die verzweifelte Mutter übertrug dieses Gefühl an das Unterbewusstsein des Embryo. Mit dieser Sitzung konnten wir die Geschehenisse zuordnen. Damit beruhigte sich das Unterbewusstsein. Die Frau hatte von der Minute an, keine Depressionen mehr.

Depressionen

Ein Mann kam mit seiner Frau zu mir. Sie klagte über Kopfschmerzen.

Ich behandelte wie immer, ohne sie anzufassen.

Nachdem die Frau von den Beinen bis zur Halswirbelsäule locker war, wollte ihr Kopf nicht in die Normalstellung wieder zurück. Das war mir unbegreiflich. Der Kopf der Frau müsste eigentlich wieder Normalstellung einnehmen.

Ihr Mann war sichtlich genervt, er verließ ohne Worte das Zimmer.

Im selben Augenblick schossen der Frau die Tränen aus ihren Augen, sie weinte bitterlich. In ihr brach alles heraus. Sie sagte, sie traute sich nicht, vor ihrem Mann zu weinen.

Die Kopfschmerzen kamen von den Halswirbeln. Diese unterdrückten Tränen, die sich dann als Wasserfall entpuppten, hatten mit Depressionen zu tun.

Depressionen kommen von der Halswirbelsäule.

Der Kopf der Frau wurde erst locker, als sie endlich ihren Tränen freien Lauf gab.

Ein junger Mann klagte über Epilepsie

Ich fragte nach ungewöhnlichen Verletzungen. Der Mann verbuchte drei Unfälle mit jeweils einem Nasenbeinbruch.

Konnten diese Nasenbeinbrüche die Ursache der
Epilepsie sein?

Während der Behandlung des Nasenbeins wurde die
Nase warm.

Als sein Kopf warm wurde, spürte er einen Fleck, etwa
so groß wie eine Pflaume.

Während der Behandlung verkleinerte sich die
„Pflaume". Sie wanderte in Richtung Halswirbelsäule
und löste sich in den Halswirbeln auf.

Was der junge Mann erzählte, konnte keine Masse sein,
die die Ärzte hätten entfernen können. Ein
aufgeblasener „Luftballon" käme seinen Empfindungen
am nächsten.

Der „Ballon" schrumpfte in Richtung Halswirbel, weil
er sehr wahrscheinlich dort entstand. Mit dem
Nasenbeinbruch verstauchte natürlich auch die
Halswirbelsäule. Ich betrachte immer den ganzen
Körper.

Logisch wäre das schon. In der Akupunktur liegt in der
Halswirbelsäule ein Leberpunkt.

Durch Aufregung steigt der Cholesterinspiegel.
Vielleicht lässt der den Ballon wachsen.

Wenn die Epilepsie kam, dann nur weil der „Ballon"
größer wurde. Also vergleichbar mit anderen immer
wiederkehrenden Problemen. Wenn die Zeit „reif" war,
wuchs hier der „Ballon". Er verdrängte bestimmte

Gehirnreale. Da alles seinen Platz im Gehirn hat, kann man sich vorstellen, wenn der Ballon mehrere Gehirnareale aneinander reibt, verursachen diese wie ein „Gewitter", was dann die Epilepsie ausmachte.

Der gläserne rechte Arm

Ein älterer Mann besuchte mich wegen seinem, wie er sagte „gläsernem" Arm. Er habe keine Glasknochenkrankheit, er fühle seinen Arm nur wie gläsern. Hm, dachte ich, ungewöhnliche Krankheiten haben ungewöhnliche Verletzungen als Ursachen. Auf meine Frage nach uralten und auch neuen Verletzungen bekam ich folgende Antwort: „Nach einem Sturz auf meinen rechten Arm vor einem Jahr, bekam ich Physiotherapie, Akupunktur und andere gute Therapien, diese brachten keine Besserung. Nun warte ich auf die Diagnose von der Uniklinik".

Der rechte Arm steht in großer Verwandtschaft zum unteren Körper, deshalb fragte ich nach einer uralten Verletzung, vielleicht im unteren Bereich vom Körper oder den Beinen. Er zeigte mir eine alte Verletzung am Unterschenkel. Etwa Daumennagel großes dunkelbraunes „Etwas", wuchs schichtweise von innen nach außen, schmerzte aber nicht. Das sah vielleicht aus wie ein gewachsenes Muttermal. Dieses Gebilde, so sagte er, stammt von einer Verletzung mit der Heugabel

in jungen Jahren. Die Narbe heilte nur schlecht. Über
die vielen Jahre wuchs diese bis zu dem jetzigen
Ausmaß.

Ich bin kein Arzt, darf keine Diagnose stellen und mach
ich auch nicht. Hier erkannte ich aber den
Zusammenhang. Der gläserne rechte Arm des Mannes
schrie: „Hier stimmt im unteren Körper was nicht, mach
was, mach was!" Der Sturz auf seinen rechten Arm war
nur der i-Punkt. Leider kam der Mann nicht mehr.

Ein Nachbar des Mannes sagte mir, er bekam jetzt von
der Uniklinik die Diagnose Krebs und ist dort in
Behandlung.

Fußschmerzen

Ein älterer Mann klagte über Fußschmerzen im
Mittelfuß. Ich sollte ihm seinen Fuß massieren. Meiner
Erfahrung nach, sind die Ursachen an einer ganz
anderen Stelle zu finden. Ich fragte nach allen
Verletzungen und Operationsnarben. Mein Verdacht
fiel auf die Verletzung am Rücken. Der Mann fiel von
der Leiter auf den Betonfußboden. Dabei verletzte er
sich seinen Rücken, ihm blieb die Luft weg. Das hörte
sich an, als fand ich die Ursache.

Als ich die Brustwirbelsäule behandeln wollte, befahl
mir der Mann, ich solle seinen Fuß massieren. Ich

erklärte ihm, nach meiner Erfahrung liegt am Rücken die Ursache für den Fußschmerz.

„Nein! Sie massieren mir meinen Fuß!".

Oh! Der Mann bestand darauf. Nun gut, ich behandelte seinen Fuß. Auch nach zwei Stunden brachte das absolut keine Besserung. Mir war wie heulen. Er wollte erst nach Hause fahren, wenn sein Fuß besser ist.

Dann fiel mir ein guter Freund ein, der Hellseher. Der kam mir zu Hilfe, massierte seinen Fuß und ich durfte seine Brustwirbel behandeln. Seine Schmerzen besserten sich, er fuhr nach Hause.

Ungefähr ein Jahr später rief er mich an. Nach unserer Behandlung ging es seinem Fuß etwas besser. Jetzt bekam er eine Diagnose vom Arzt. Seine Fußgefäße waren verkalkt. Zaubern kann ich nicht.

Trennung von Verwachsungen

Eine Frau, sie war ca. 50 Jahre, behandelte ich, wegen ihrer Kopfschmerzen. Meine Hände reagierten im Abstand zu ihrem Körper. Während der Behandlung sagte sie mir, was sie im Bauch merkwürdiges spürt.

„Als wenn jemand im Bauch irgendwas von was anderem trennt".

Ich unterbrach sie nicht.

„Ja! Das fühlt sich an, wie beim schlachten von Karnickel, wenn die Haut vom Fleische getrennt wird".

Meiner Erfahrung nach, kann nur getrennt werden, was nicht zusammen gehört. Ich fragte sie, ob ihr das irgendwas sagt. „Ja", stimmt. Sie erinnerte sich. „Meine Leber. Angeblich Verwachsungen mit dem Darm, so sagte der Arzt".

Nun wussten wir, der Körper operiert sogar. Er trennte in einer Operation die Verwachsungen. Damit besserten sich ihre Kopfschmerzen.

Mit Worten kann man diese unglaubliche Situation fast nicht ausdrücken.

Warum Impfungen gut sind

In den meisten Fällen richten Impfungen keinen Schaden an. Sie sind nicht unbedingt als Verletzung zu sehen. Nur in Ausnahmefällen richten Impfungen gleich danach oder etwa drei Wochen später Schaden an. In den vielen Jahren meiner Forschung nach den Ursachen von Krankheiten und Schmerzen verhielten sich neue und auch alte Impfungen nicht wie Verletzungen.

Reagierten meine Hände doch mal an einer alten Narbe, wie an der Außenseite am Oberarmmuskel oder Oberschenkel, dann erzählte mir der Hilfesuchende seine ganze Impfgeschichte. Meistens im Zusammenhang mit Eiter.

Daraus schlussfolgere ich, dass Impfungen, so wie es das Gesetz will, wirklich in der Zeit der Gesundheit erfolgen sollte.

Eine ältere Dame stand neben mir im vollbesetzten Bus. Sie schaute mich entsetzt von oben bis unten an. Dann platzte es aus ihr heraus: "Sie haben aber warme Arme". Im vollen Bus wollte ich sie nicht nach einer vereiterten Narbe am Arm fragen. So stark reagieren meist nur ehemalige vereiterte Narben von Impfungen.

Im Zug nach Riesa saß mir gegenüber eine ältere Dame. Ihre Rheumahände verrieten mir, das sie schlechten Stuhlgang hat. Das ließ mir keine Ruhe. Endlich, nach drei Stationen sprach ich sie daraufhin einfach an.
„Darf ich Sie mal bitte nach ganz Persönlichem fragen?". Sie lächelte und klimperte mit ihren Augen. Sie bejahte.
Haben Sie Probleme mit Ihrem Stuhlgang? Sie schaute mich ganz erschüttert an, wusste aber nicht, warum ich diese komische Frage stellte.
Ich sagte ihr: „An Ihren Händen sehe ich, dass Sie an schlechtem Stuhlgang leiden".
Sie schaute mich noch seltsamer an, dann bekam sie ihre Stimme zurück. „Da haben Sie Recht, schon seit zwanzig Jahren hab ich mit meinem Stuhlgang

Probleme. Ich sagte ihr, sie sollte ihren Stuhlgang in Ordnung bringen, dann bekommt sie auch das Rheuma in den Griff.

Ihr Bahnhof wurde angesagt, sie musste aussteigen.

Wie ich die Ursache für Osteoporose fand.

Eine Frau ca. 56 Jahre, klagte über ganz schlimme Osteoporose. Sie verweigerte ihre Hand bei der Begrüßung. Schon ein leichter Händedruck brachte große Schmerzen.

Ich fragte nach Narben und anderen Verletzungen. Angefangen von Furunkeln im Gesicht, bis zu Schlägen auf den Rücken. Ich entschied mich, den Bauch zu behandeln. Die Frau erzählte mir, dass sie damals, vor ca. 25 Jahren im Kreißsaal über 48 Stunden lag, bevor ihr Kind zur Welt kam.

Das Fruchtwasser in ihrem Bauch, so sagte der Arzt, war dunkelgrün, fast schwarz.

Ich kombinierte, logisch verbrannte dass schlechte Fruchtwasser ihre Bauchwand. Wie eine „Verbrennung oder Vergiftung" griff diese, über viele Jahre, die mit der Wirbelsäule verbundene Nervenstränge an. Dieser „Kabelbrand" zog sich über die ganze Wirbelsäule und über alle Knochen.

Dass ihre Hände schmerzten, kann ich nachvollziehen, denn in den Handflächen liegt der Bauch. Zaubern kann niemand. Die Beschwerden besserten sich dann aber über mehrere Behandlungen.

Der Prozess von der Verletzung bis zu den Beschwerden dauert meist sehr viele Jahre.

Ursachen Osteoporose

Die Kranken kamen meist mit den unterschiedlichsten Beschwerden zu mir. Meine Fragen galten allen Beschwerden und allen Schmerzen. Nach einigen Tagen sah ich ein, dass der Körper als Einheit zu betrachten ist.

Alle Beschwerden und alle Schmerzen eines Hilfesuchenden warf ich theoretisch in einen Topf. Daraus zog ich mir die Mitte, sprich die Ursachen.

Die Ursachen für Osteoporose liegen fast immer im Bauchraum und sehr viele Jahre, meist Jahrzehnte zurück.

Das hört sich erst mal sehr seltsam an und manche werden fragen, was Knochen mit dem Weichteil Bauch verbindet.

In den vielen Jahren meiner Forschung hatten fast alle meiner Hilfesuchenden mit Osteoporose einen gemeinsamen Nenner. Meist finden sich Narben und andere Verletzungen im Bauchbereich. Diese Betroffenen klagen, viele Jahre vor der Erkrankung, über Verspannungen im Schulterbereich. Ja,

Verspannungen im Schulterbereich haben ihre
Ursachen im Bauchbereich.

Die meisten Frauen mit Osteoporose lagen länger wie
zwölf Stunden in den Wehen. Andere erlitten eine
Totgeburt, wo das Kind schon im Mutterleib abstarb.
Bei manchen sagte der Arzt sogar, dass sich das
Fruchtwasser schon verfärbte.

Da nun auch Männer an Osteoporose erkranken, aber
meistens keine Kinder gebären, musste ich dennoch die
Ursachen im Bauchbereich suchen.
Tatsächlich hatten diese Männer eine oder mehrere
Narben im Bauchbereich. Diese stammten meist von
Blinddarmnarben oder der Gleichen.

Nun zu der Verbindung Bauch und Knochen, welche
logisch nachvollziehbar ist.
Bei einer Geburt, die länger als zwölf Stunden dauerte,
bei einer Totgeburt oder ähnlichen Ereignissen, kann
sich das Fruchtwasser verfärben, sprich, es fault.
Dieser Prozess greift die Bauchwand an, die mit dem
Lendenwirbel wie mit einem Kabel verbunden ist.
Über viele Jahre des „Kabelbrandes" schleichen sich
über die angegriffenen Lendenwirbel, wie bei einer
„Verteilerdose", die einen oder anderen Beschwerden
ein.

Dieser „Kabelbrand" schleicht, Runde für Runde im ganzen Körper und über viele Jahre. Pixel für Pixel speichert sich die Narbe oder andere Verletzung im Gehirn.

Symptome werden von den Ärzten behandelt. Manchmal verschwinden sogar Symptome oder verschieben sich an eine andere Stelle.

Klagt der Patient beim Arzt über Schmerzen der rechten Schulter, dann verschreibt dieser wahrscheinlich Physiotherapie, um diese Schulter behandeln zu lassen.

Dieser Schmerz in der rechten Schulter will uns mitteilen, dass im unteren Bereich des Körpers, was nicht stimmt.

Nun erlitten Patienten auch mit Osteoporose nicht nur eine Verletzung oder Narbe im Leben. Narben und Verletzungen die noch dazukommen, machen nur noch „das Kraut fett". Das versteht sich wie ein Punktesystem. Je eher im Leben und größer die Narbe oder Anzahl der Narben oder andere Verletzungen, um so schneller tragen diese zu der Einen oder anderen Krankheit bei.

Eiter als eine Ursache für Krebs

In jedem medizinischen Lehrbuch steht: „Wo Eiter ist, eröffne!".

Seit es Penizillin gibt, wird das bei vielen Problemen verschrieben, die im Zusammenhang mit Eiter stehen.

Das Immunsystem zeigt Probleme meist mit Schmerzen im Körper an. Probleme und Schmerzen haben ihre Ursachen. Der Schmerz macht sich meist an einer ganz anderen Stelle im Körper bemerkbar.

So können Schmerzen im Knie von den Zähnen her kommen.

Meistens liegt das Problem des Knieschmerzes an der Halswirbelsäule, das wieder an den Zähnen liegen könnte.

Meine Knie schmerzten sehr beim Treppe steigen. Meine Oma wurde 80 Jahre und meine Mutti 90 Jahre alt. Beide hatten keine Operationen im Leben. Nur an ihre künstlichen Zähne kann ich mich erinnern.

Mit meinen Knieschmerzen ging ich zur Zahnärztin. Ihr erzählte ich davon. Der Zahn mit der Plombe muss jetzt endlich raus. Der tut nicht weh, ich besprach mir den Zahn selbst einmal wegen Schmerzen. Heute weiß ich, das war natürlich ein Fehler.

Die Zahnärztin wollte mir den Zahn nicht ziehen. Da half keine Diskussion, sie schickte mich nach Hause. Ich kam mir vor wie ein begossener Pudel. Ich bin bestimmt ein Gemütsmensch, aber meine Knieschmerzen liessen mich zum Rebellen werden.

Ich hielt die Schmerzen nicht länger aus und ging nach drei Tagen zur Zahnärztin.

Drohte ihr, wenn sie mir den Zahn nicht zieht, werden meine Kinder mich bei der Polizei abholen müssen, weil ich hier randaliert habe.

Sie zog mir widerwillig den Zahn im Unterkiefer. Dabei kam sie doch an den oberen Zahn, der danach in der Länge gespalten war. Tatsächlich konnte ich danach wirklich ohne Schmerzen die Treppe hoch und runtersteigen.

Wer weiß, wäre der Zahn nicht gezogen worden, was daraus geworden wäre.

Eine Krankheit wird jeder Mensch haben. Ich habe eine Zahnarztphobie.

Eine neue Verletzung bricht zum Beispiel die Schmerzen wieder auf, die schon jahrelang nicht mehr da waren.

Sind die Mandeln vereitert, gibt der Arzt, wenn das nicht zu schlimm ist, Antibiotika. Eiter hat einen Grund.

Dringen Bakterien in den Körper ein, zum Beispiel durch eine Verletzung, stürzt sich das Immunsystem auf diese, es bildet sich Eiter.

Wird das nicht entfernt, man bekommt Antibiotika, verklumpt und lagert sich Eiter wie in einer Abstellkammer ein.

Jede Verletzung trägt zur Überfüllung der Abstellkammer bei. Man vergleiche das vielleicht mit sauer gewordener Milch, die verklumpt.

Ist die „Abstellkammer" nach vielen Jahren überfüllt, macht sich dann meist der Krebs oder Rheuma bemerkbar, je nach Veranlagung und anderen Verletzungen.

Rheuma braucht nur die Veranlagung, Eiter und Zeit.

Bei Krebs ist eine weitere Komponente verantwortlich. Diese Komponente für Krebs ist tatsächlich eine Verstauchung, Prellung oder der Gleichen an der Wirbelsäule, die der Mensch erlitt.

Bekommt ein Kind Krebs, dann steckte die Veranlagung meist schon in den Genen.

Das imaginäre Messer

Eine Patientin kam zu mir, sie wollte ihrem Liebhaber nicht mehr hörig sein.

Sie war glücklich in ihrer Ehe. Dennoch hatte sie einen Liebhaber, von dem sie einfach nicht loskam. Rief er sie am Telefon an, vergaß sie alles und vergnügte sich mit ihm.

Sie wollte diese Sucht beenden.

Die Frau saß auf dem Stuhl, sie schloss ihre Augen. Sie erzählte, was sie vor ihrem geistigen Auge sah:

„Ich sehe in einem Baum eine weiße Taube, die mich freundlich anschaut. Sie trägt ein wunderschönes Federkleid". Diese Worte zauberten ein Lächeln auf ihr Gesicht. Sekundenlange Stille.

„Und da!" Ihr Atem stockte. „Ich sehe noch eine schwarze Taube oben auf den Zweigen sitzen".

Etwas bedächtig und verwundert sagte sie: „Ich sehe im Baum auch eine Schlange".

Ich sprach meinen Verdacht aus:

„Die weiße Taube könnte ihr Ehemann sein, die schwarze Taube, sicher der Liebhaber. Die Schlange könnte eine Freundin sein.

„Ja, das stimmt, ich habe eine Freundin, mit ihr ging ich gern tanzen".

Die Szene dramatisierte sich:

Ich gab der Frau (nur in der Phantasie) ein Messer in ihre Hand. Sie erstach voll Leidenschaft die schwarze Taube und der Spuk war vergessen.

Die Frau gab dem Liebhaber endlich den Laufpass. Sie war nur noch für ihren Ehemann da.

Die Stute

Ein Pferdebesitzer rief mich an, seine Stute fieberte nach der Geburt ihres Fohlens. Sie lag nur noch und fraß nicht. Diese behandelte ich vor drei Monaten, sie hatte

Blutungen und die Gefahr bestand, das Fohlen zu verlieren.

Ich behandelte damals die Stute von Kopf bis zum Schweif. Schon nach der ersten Behandlung war die Blutung weniger, nach der zweiten Behandlung war sie weg.

Auf der Fahrt zum Stall erklärte mir der Mann, der eine Tierarzt diagnostizierte eine Kolik, ein anderer bestritt das. Penicillin wurde gespritzt, dem Mann wurde angetragen, seine Stute in die Tierklinik zu bringen, da beide keinen Rat mehr wussten.

Der Stall lag ungünstig verwinkelt im Hof des Besitzers. Um die Stute auf den Pferdetransporter zu verladen, wäre ein Kran nötig gewesen.

Die Stute erkannte mich gleich wieder, ich begrüßte sie und ihr Fohlen.

Meine Hände schwebten über ihrem Körper. Auf der Wirbelsäule zeigten meine Hände eine Reaktion. Genau an der Stelle legte ich meine Hände auf, ich spürte eine starke Wärme. Die Stute hob ganz leicht das eine Bein an, nach ungefähr 5 Minuten stand sie auf und lief zwei Schritte vorwärts, die Hüfte knackte und alles war gut.

Gleich darauf fraß sie Möhren und hat auch wieder gesoffen.

Am nächsten Tag rief ich bei dem Pferdebesitzer an und erkundigte mich nach dem Befinden der Stute. Sie ist wohl auf, hat wieder Milch für das Fohlen.

Was war passiert?

Beweisen kann ich das leider nicht, nur so viel sei gesagt, das, da bin ich mir ganz sicher, nur eine Verrenkung der Hüfte zur Geburt des Fohlens diese Probleme verursacht haben kann. Meine Hände scannten diese Verrenkung an der Wirbelsäule. Ein Knacken in der Hüfte war eigentlich der Beweis, dass die Einrenkung erfolgte. Somit erübrigten sich alle anderen Therapien.

Das war für mich ein Supererlebnis. Alle waren froh und glücklich, fast wie im Märchen.

3 Geballte Energie

Ob Yin und Yang oder anderes, der Mann ist immer positiv, eine Frau ist immer „negativ".

Der Mann läuft oder liegt meistens links neben der Frau, das hat sich über viele Generationen so eingebürgert.

Links wäre dann vielleicht positiv und rechts negativ. Wenn Mann und Frau sich Hände halten, dann fast die linke (positive) Hand der Frau die rechte (negative) Hand des Mannes. Dabei verbinden sich beide Körper zu einem Energiefeld. Die Energie fließt durch beide Körper, so dass Energie ausgetauscht wird.

Meine Freundin lag im Krankenhaus. Als Ich sie besuchte, erschrak ich, wie abgemagert sie aussah. Sie ernährte sich nur noch von Alkohol und nun machte ihr Körper schlapp. Selbst reden fiel ihr schwer. Ich wusste von einer Verletzung am rechten Fuß, behandelte sofort, ohne sie zu fragen. Alkohol und Leber und diese Verbrennung am rechten Fuß vom Bügeleisen, auf dem Lebermeridian der Akupunktur, war eine schlechte Mischung. Diese Wunde wollte auch nach einem halben Jahr nicht zuheilen.

Sie wollte nicht, dass ich sie weiter behandle. Ok, ich zwinge niemanden. Der Arzt sagte dem Mann knallhart, dass seine Frau das Krankenhaus nicht lebendig verlässt.
Ich beauftragte ihren Mann, er solle seiner Frau unbedingt, jeden Tag, wenn er sie besuchte, „Händchen halten". Gern folgte er meiner Anweisung. Meine Freundin wurde lebendig entlassen und lebt auch nach drei Jahren noch glücklich mit ihrem Mann.

Ein Jahr später erkrankte Ihr Mann selbst sehr schwer. Er hatte eine Lungenentzündung. Diese wurde wahrscheinlich durch Bakterien im Wasser hervorgerufen. Es hieß, das sind Pneumokokken. Keiner hätte gedacht, dass der Mann wieder gesund wird und auf Montage gehen kann. Ich erinnerte meine Freundin, ihm Händchen zu halten, was sie auch gern tat. Ihr Mann ist gesund und geht wieder arbeiten.

Läuft der Mann rechts neben einer Frau, dann stoßen sich zwei gleiche Pole ab. Das heißt, sie bleiben meist nicht zusammen.

Im Urlaub mit Familie sah ich, mein Enkel lief rechts von seiner Freundin. Ich sagte nichts von Trennung. Ich wies nur daraufhin, „Der Mann läuft immer links neben der Frau". Sie hörten das schon, liefen aber weiter verkehrt herum. Nach drei Wochen trennten sie sich.

Kinder spielen gern Häslein in der Grube. Zehn Kinder fassen sich an den Händen, sie bilden einen Kreis. Darin sitzt traurig ein Kind in Hockstellung, was das kranke Häslein darstellen soll. Alle Kinder laufen einmal im Kreis und singen drei mal: "Armes Häslein bist du krank, dass du nicht mehr hüpfen kannst? Häslein hüpf, Häslein hüpf!

Liefen die Kinder eine ganze Runde, sangen drei mal, so springt das Häslein(das Kind) dreimal in die Höhe und streckt seinen Körper. Die Kinder singen: „Häslein hat sich ausgehüpft". Der Kreis der Kinder, eigentlich ein

Spiel. In Märchen wie in Spielen liegt immer ein Körnchen Wahrheit oder Erfahrung drin. Diese geballte Energie, die machte das Häslein gesund.

Bis ins 19. Jahrhundert war beten noch selbstverständlich in der Familie. Vor dem Essen saßen die Familienmitglieder alle zusammen und fassten sich an den Händen, so das ein geschlossener Kreislauf entstand. Diese geballte Energie positiver Gedanken übertrug sich in die Speisen. Ein Mensch besteht zu ca. 70 % aus Wasser. Natur besteht aus Atomen und Quanten, das ist Energie. Natur ist Energie, Gedächtnis und Geist. Menschen beten und das Wasser wird energetisch. Dann heilt das so „Energetisierte" Wasser den Menschen, es sind viele in sich geschlossene Kreisläufe, die wieder einen großen bilden.
Beim Beten legen die Menschen meist beide Hände zusammen. Da diese für jeweils eine Gehirnhälfte verantwortlich ist, verbinden sich auch beide Hirnhälften.

Wassergedächtnis oder Energetisiertes Wasser und der ewige Kreislauf. Wissenschaftler nahmen Proben von Wasser in Venezuela. Sie entnahmen das Wasser in der Nähe von Wasserfällen. Wasser lebt durch Bewegung, das ist geballte Energie. Bewegtes Wasser oder Wasser aus Quellen ist viele 1000 mal energetischer, wie unser Leitungswasser. Vielleicht ist es auch ein Grund dass Menschen nach Lord fahren, um geheilt zu werden. In dem Wort "Bewegung" steckt das "Be" drin. Das Wasser setzt Energie frei.

Der Naturforscher Viktor Schauberger nahm die gedrehten Hörner des „großen Kudu" zum Vorbild für gewendelte Rohrleitungen. Dieses verwirbelte Wasser, erzeugt geballte Energie.

Uri Geller und meine Erfahrungen.

Ein Patient erzählte aus einer Fernsehsendung von dem Magier Herr Uri Geller. Der „streichelt" Löffel und verbiegt diese mit seinem Zeigefinger. Nun sprach er die Zuschauer an. Sie sollten zu Hause ihre alten defekten Uhren und andere Geräte vor den Fernseher holen. In der Werbepause kramte er ungläubig seine alte kaputte Schweizer Uhr aus dem Schrank. Sein Freund, der als Uhrmacher arbeitete, konnte die Uhr nicht reparieren. Wegschmeißen wollte er die Uhr auch nicht. Nun ordnete Uri Geller die Zuschauer an, ihre Hände auf dieses defekte Gerät zu legen. Uri Geller im Fernsehen sprach nur ein Wort. Das sollten die Zuschauer vor ihren Fernsehern ebenfalls dreimal aufsagen. Überraschenderweise funktionierte die Uhr tatsächlich wieder. Er zeigte die intakte Schweizer Uhr einem Freund. Der fragte ihn erstaunt: "Wer hat das geschweißt?" Der Freund erzählte ihm von Uri Geller. Unser Auto, ein Lada, blieb mitten in der Fahrt stehen. Mein Mann stieg aus, schaute, was da kaputt sein könnte. Das Auto wollte nicht fahren. Ich fasste auf die Motorhaube und sprach dieses „Wort". Der Lada fuhr wieder, das konnte Zufall sein.

Meine Waschmaschine schleuderte nicht mehr. Ich reinigte alles, was vielleicht Schuld hatte, nichts half mehr. Dann fiel mir Uri Geller ein. Ich sprach dieses Wort und siehe, die Maschine schleuderte wieder. Ja, das hätte Zufall sein können. Meine Tochter klagte mir ihr Leid, ihre Waschmaschine war kaputt. Ich sagte das Wort und die Maschine lief.

Uri Geller kannte ich nun von Hören und sagen. Als ich hörte das Uri Geller den Fernsehzuschauern das Rauchen abgewöhnen will, zweifelte ich dennoch. Ich rauchte schon zwei bis drei Schachteln am Tag. Es war höchste Zeit aufzuhören. Ein Auge machte ich früh nur auf, um nicht das Bett anzuzünden.

Von drei Schachteln Zigaretten am Tag auf Null
Mit meinem 16. Lebensjahr begann ich die Lehre als Rinderzüchterin. Das Raucherzimmer war der Treffpunkt für viele Lehrlinge. Natürlich rauchte ich mal eine mit. Da ich nicht betteln wollte, kaufte ich mir

selbst Zigaretten. Nur in der Schwangerschaft legte ich Pausen ein. Nach unzähligen Versuchen zum Nichtraucher rauchte ich jedes mal mehr.

Meine Zigarettenmarke „F6" wurde immer teurer. Meine Hand griff, noch vor dem Aufstehen, zur Zigarettenschachtel. Ein Auge schlug ich nur auf, damit ich nicht das Bett anzündete. Zum Reden holte ich, unmerklich für andere, erstmal Luft. Ich hustete, um wieder Luft zu bekommen.

Diese Sucht war echt schlimm, ich schämte mich.

Ich betete, ich möchte aufhören.

Dann hörte ich von Uri Geller, der Löffel verbiegt. In einer Show gegen 22 Uhr vom Fernsehen, wollte er Raucher zu Nichtrauchern machen.

Auf der Bühne standen zwei Tische, mit jeweils einer verdeckten Vitrine. Uri G. deckte die Erste auf. Man sah eine gute, saubere Lunge, sehr hell und sauber. Auf dem anderen Tisch deckte er das Tuch über der Raucherlunge ab. Ein entsetztes Raunen ging durch den Saal. Diese Lunge war fast schwarz.

Einen richtigen Raucher juckt das nicht, der weiss das schon.

Nun befal Uri uns, die Zuschauer vor dem Fernseher und die Zuschauer im Saal, unsere Zigarettenschachteln hervorzuholen.

In der Werbepause rauchte ich gleich drei Zigaretten hintereinander. Ich wusste nicht, wann ich die nächste Zigarette rauchen konnte.

Ein Trommelfeuer begann, Uri forderte uns auf, unsere Schachteln Zigaretten in die Hand zu nehmen und einfach wegzuwerfen.

Ich dachte: "So einfach geht das nicht". Ich nahm bedächtig meine Schachtel Zigaretten in meine rechte Hand. Meine ganze Wut über 30 Jahre als Raucher schickte ich in diese Schachtel. Ich konzentrierte mich, kniff meine Augen zusammen, wollte und musste endlich aufhören. Die Schachtel wurde immer kleiner und kleiner. Dann fühlte ich eine Ruhe und Leere in mir, warf dieses zerdrückte Knäuel mit dem Inhalt und meiner Wut, einfach weg.

Nach der Show rauchte ich keine Zigarette mehr. Am nächsten Morgen fing ich gar nicht erst an. Fühlte mich frei, als hätten sich meine Fesseln gelöst.

Den Zigarettenduft rieche ich heute noch gern. Sollte doch mal nur der kleinste Gedanke auf eine Zigarette hochkommen, denke ich sofort an diese quälenden Fesseln.

Heute freu ich mich über die neun Jahre als Nichtraucher. Ich habe es geschafft, dank Uri Geller. Er nahm die Hilfe eines guten Freundes an. Die Show fiel auf einen Tag im Neumond.

Mit drei Kindern und einem Hund auf der Flucht vor einem Tyrannen

Nachdem der Zug ins Rollen kam, quietschten die Bremsen, der Zug hielt noch im Bahnhof. Jemand hatte die Notbremse gezogen. Was passierte an diesem eigentlich so schönen Tag im Mai?

Endlich! Wir saßen im Zug nach Frankfurt. Fort, nur weg von diesem Tyrannen. So meinten auch meine Kinder Marco 12, Marika 11 Jahre und Marcel 5 Jahre. Im Zug waren wir alle in unseren Gedanken versunken. Diese Schläge, blaue Flecken und blaue Augen, schließlich war es nicht mehr auszuhalten. Als unsere Dackelhündin Betti sich mit Marikas Freundin um ein Stück Schokolade stritten, zwickte Betti das Kind in die Wange. Am Abend, nachdem der Vater des Mädchens meinem Mann von dem Unglück erzählte, gab er ihr einen kräftigen Tritt. Unsere geliebte Dackelhündin fiel die Steintreppe hinunter. Danach war unsere Betti wie umgewandelt. Sie quälte sich sehr mit Schmerzen. Nach einem viertel Jahr starb sie an Krebs. Wir waren alle sehr traurig.

Wochen später führte Marco gern den Hund einer älteren Dame aus. Sie konnte ihren Hund nicht mehr in ihrer

Wohnung halten, deshalb freuten sich meine Kinder über ihn, als sie Max uns schenkte.

Schon seit Wochen packte ich die Koffer mit dem Nötigsten an Sommerkleidung und warme Jacken. Es war nur noch nicht der richtige Zeitpunkt gekommen, alles hinter uns zu lassen. Im goldenen Käfig kann niemand glücklich sein.

Bis, ja bis es einen furchtbaren Knall auf dem Korridor unseres Hauses gab. Genau neben meiner Küche, in der ich gerade das Frühstück für alle bereitete, explodierte ein starker Silvesterknaller, der eigentlich für „Draußen" war. Meine Ohren waren taub. Dieser Knall war der berühmte Tropfen, der das Fass zum Überlaufen zwingt.

Mit sechs Reisetaschen, zwei größere für mich, zwei mittlere für Marko und Marika und den zwei kleineren für Marcel, fuhren wir mit dem Zug. Erst bis Nürnberg, wo wir in der Bahnhofsmission übernachten durften. Früh um 10:00 Uhr stiegen wir in den Zug, der uns bis Freiburg bringen sollte. Wenn alles gut geht, wollte ich in Freiburg Arbeit, Wohnung und neue Hoffnung finden. Nach stundenlanger Fahrt, die wir zumeist stehend mit unseren Koffern im Vorraum verbrachten, fing Max unser Hund an zu winseln, der musste

dringend pullern. Ich bat eine ältere Dame höflich,
meine Tochter mit dem Hund, zuerst aussteigen zu
lassen, damit Max pullern kann und beide wieder zu
uns in den Zug einsteigen können, so weit so gut. Max
hatte sein Geschäft erledigt und beide stiegen wieder zu
uns in den Zug. Nicht nur der Hund, auch ich war
erleichtert, dass wenigstens dieses Problem gelöst war.
Der Schaffner pfiff und gab das Signal zur Abfahrt.
Beruhigt ließ ich meinen Blick umher schweifen. Doch
plötzlich blieb mir vor Schreck, fasst das Herz stehen.
Da stand dort tatsächlich „Freiburg" auf dem Schild am
Bahnsteig.
„Oh Gott! Die Kinder, die Taschen!" Schnell sprangen
Marika und Marco mit dem Hund aus dem anfahrenden
Zug. Ich konnte ihnen gerade noch 2 Taschen im hohen
Bogen hinterherwerfen, als sich die Türen auch schon
schließen wollten. Ich hielt mein Bein in die Tür, um
sie auf zu bekommen, aber keine Chance. Marcel und
ich blieben mit dem Rest des Gepäcks gefangen im
Zug. Wie eine Irre zerrte ich an der Tür und pfiff durch
die Finger, schrie verzweifelt laut und weinte, als alles
nichts half.

Plötzlich, ein Ruck, quietschende Bremsen- der Zug
hielt!

Gott sei Dank! Wenn auch geschockt, so aber um so glücklicher meine Marika, meinen Marco und den Max in die Arme zu schließen.

Meine Knie schlotterten noch immer, als mich zwei Bahnpolizisten baten mitzugehen und ein Protokoll aufzunehmen. Schließlich solle gegen mich Anzeige erstattet werden, wegen „Ziehen der Notbremse". Auch das noch! Erst die Hektik mit dem Zug und nun auch noch die Anzeige. Als ob ich nicht schon genug Sorgen hätte! Irgendwie gelang es mir dann doch, die Herren der Polizei davon zu überzeugen, dass ich wohl schlecht an die Notbremse gekommen sein kann, wo ich, doch mit einem Bein in der Türe eingeklemmt war. So wurde zum Glück nicht gegen mich, sondern gegen "Unbekannt" Anzeige erstattet, das mir auch leidtat. Wie war ich froh, dass dieser Albtraum ein Ende hatte.

Endlich konnten wir in Ruhe weiterziehen. Es ging nun mit dem nächsten Zug nach Bad Krozingen, wo ich mir eine neue Arbeit suchen wollte. Arbeit gab es genug, nur der Kindergarten und die Schule waren JWD, das heißt: „Janzweitdraußen".
Wir fuhren nach fünf Tagen zurück in die Heimat. Bis ich eine Wohnung fand, nahm uns eine gute Freundin auf. Wir sind ihr heute noch dankbar darüber.

Der Ursprung aller Heilung

Oma mutterseelenallein in Kairo und der Sprache nicht mächtig

Getrieben von meinem Wunsch, einmal die Pyramiden zu sehen und ihnen ganz nah zu sein, ersteigerte ich bei eBay ein Flugticket für 102 € nach Kairo. Eigentlich für Zwei Personen, aber keiner wollte, ohne eine Hotelbuchung und auf „Gutglück", mit mir nach Kairo fliegen.

Das Flugticket für 102 € war Hin- und Rückflug, der Rückflug war erst in 21 Tagen. Um das Ticket auf 5 Tage umbuchen zu können, hätte ich 400 € bezahlen müssen. Erzählte allen Freunden von meinem verrückten Vorhaben und nun musste ich irgendwie nach Kairo. Bei einer anderen Airline buchte ich neu, da kam das Ticket hin und zurück nur 350 €. Ich rechnete einen Tag hin und einen zurück. Drei Tage Aufenthalt.

Angekommen mit einem Koffer und einem Fresspaket im Rucksack, einer Kameratasche mit Kamera um die linke Schulter und einen Flugumhänger um die rechte Schulter und irgendwo dazwischen über den Arm

hängend noch meine Lederjacke, kam ich auf dem
Flughafen in Kairo an.

Die Hitze raubte mir fast den Atem. Abwechselnd den
Schweiß von der Stirne wischend, sortierte ich noch
meine Gepäckstücke. Da sprach mich ein freundlicher
Ägypter an und fragte, ob ich ein Taxi brauchte. Ich
verstand nur „Taxi" und nickte.

Vorsichtshalber gab ich dem Taxifahrer aus meinem
Notizheft mehrere billige Hotels in Kairo zur Auswahl.
Der Taxifahrer lachte, als ich ihm geräuschvoll
rüberbrachte, dass ich, falls er kein billiges Hotel findet,
auch in einem Stalle übernachten könne.

Wir fuhren fast durch ganz Kairo, ehe der Taxifahrer nun
endlich ein Hotel fand.

Klamotten runter und duschen, das war alles eins.
Endlich wieder Mensch!

Jetzt einen köstlichen Nachmittagskaffee! Meinen
Reisewasserkocher, Zucker, löslichen Kaffee und
Sahnepulver hatte ich alles mit. Nun musste ich außer
Haus, um Wasser zu kaufen. Im Hotel verstand keiner
deutsch und außer einer Rezeption gab es nur Zimmer.
Leitungswasser, das weiß jeder, sollte man in dieser
Gegend nicht trinken.

Um das Hotel wieder zu finden, merkte ich mir die
Kreuzung, ein riesiges Schaufenster mit Galabaya. Das

sind Festkleider der Ägypter, klingt wie Gala...und baya. Nicht zu verfehlen, gleich neben der Bank mit den bewaffneten Polizisten.

Nach drei Kreuzungen steuerte ich auf einen Kühlschrank mit einer gläsernen Tür, der mitten auf dem Fußweg vor dem Geschäft stand. Auf die Flasche Wasser zeigend fragte ich den Verkäufer nach den Kosten. Ich gab Ihm das geforderte Geld. Dabei überlegte ich mir, ich brauche doch Wasser für Kaffee, meine Suppen zum Übergießen und zum Trinken brauche ich auch noch Wasser. Ich zeigte dem Verkäufer, dass ich noch eine Flasche kaufen möchte. Der schüttelte mit dem Kopf und sagte dann: „No!„.
Verzweifelt stampfte ich mit dem rechten Fuß. Ich brauche noch so eine Flasche!
Na toll, der versteht nicht, dass ich noch eine Flasche kaufen will! Wahrscheinlich denkt der, ich wollte zwei für einen Preis. Nach einem kurzen Wortwechsel tippte mir ein Engel von hinten auf die Schulter und fragte auf Deutsch: "Gibt es hier Probleme?"
Der Engel heißt Hassan und wir kauften noch eine Flasche Wasser, sogar Kleingeld bekam ich vom Verkäufer zurück.
Hassan, ein zierliches Figürchen, eine Mischung von einem Schuljungen und einem Student, ich fragte ihn:

"Hast du in Deutschland studiert, dass du so gut deutsch sprichst?"

„Nein, aber ich war vier Jahre verheiratet mit einer Österreicherin und in Frankfurt besuchte ich meine Freunde".

In welchem Hotel wohnst du?", fragte er mich.

„Ich wohne im Kairo Palast, das ist ein Hotel drei Kreuzungen von hier, in der ersten Etage. Aus meinem Zimmer kann ich die sehr belebte und sehr laute Kreuzung überblicken. Menschen rennen zwischen den hupenden Autos über die Straße, ein Verkehrspolizist regelt trotz der Ampel, pfeifend den Verkehr.

Hab schon überlegt, mir ein anderes Hotel zu suchen, aber wenn ich die Sprache nicht spreche, wie will ich ein anderes Hotel finden?"

Hassan lachte und entführte mich zu Dina, wir tranken jeder einen Kaffee. Er übersetzte mir, dass ich hier bei ihr im Hostel nur acht Euro pro Nacht in einem Sechsbettzimmer bezahle. Ich kann aber auch ein Doppelzimmer haben. Nun hatte ich doch schon geduscht und meine Klamotten waren auch noch im Palast. Ja gern, aber die eine Nacht werde ich im Palast überleben.

Zerstochen von Mücken holte mich Hassan, nachdem ich die eine Nacht im Palast bezahlt hatte, so gegen 10:00 Uhr vor dem Hotel mit meinen Klamotten zu Dina ab, das sind nur drei Gehminuten vom Kairopalast entfernt.

Am Anfang des langgestreckten Korridores war die Rezeption. Anschließend die Gemeinschaftsküche und nebenan die Dusche und Toilette. Rechts und links die Zweibettzimmer. Am Ende des Korridores war der geschmackvoll eingerichtete Aufenthaltsraum, wo die Tür in das saubere helle Sechsbettzimmer führte. Ich war aber froh darüber, dass ich alleine wohnte, gerade weil ich schnarche, da weiß man nicht, was die anderen machen würden.

Die Dusche war sauber und freundlich, kein Vergleich zu dem Zimmer im Kairo Palast, wo der Eingang zur Dusche, so schmal war, dass ich als "Normalo„ die Dusche nur seitlich betreten konnte. Zum Glück bin ich auf der Stufe in und aus der Dusche nicht ausgerutscht und hab mir nichts gebrochen.

Ich war sehr froh, dass Hassan mir begegnete. Er war fast jeden Tag gegen 10:00 Uhr zur Stelle, denn ohne Hassan wäre ich verloren gewesen.

Die Mumien im ägyptischen Museum besuchte ich alleine. Er erklärte mir, ich brauche nur drei Kreuzungen laufen. An der Kreuzung, wo ich das Wasser kaufte, dann nach rechts die Straße gerade aus bis zu einem großen Hotel und dann sehe ich schon das ägyptische Museum. Gesagt, getan.

Ich war drin und fand mich auch bis auf die Hauptstraße zurück, wo die arabische internationale Bank war. Ich musste aber noch die Gasse gegenüber dieser Bank finden. Die Bank hatte ich gefunden. Ich lief ein paar Mal auf der Seite gegenüber der Bank auf und ab, an dem Bäckerstand vorbei, aber die Gasse war verschwunden. Mein Blick schweifte immergleich zum Bäckerstand. „Nein, sagte ich mir, ich hatte andere Sorgen wie jetzt ans Essen zu denken, ich musste erstmal die kleine Gasse finden".

Eine nette Taxifahrerin, die am Straßenrand auf einen Gast wartete, bemerkte, dass ich mich verlaufen hatte, sie fragte mich auf Englisch, ich verstand kein Wort. Zum Glück hatte ich die Visitenkarte von Dina's Hostel mit. Sie rief mit ihrem Handy dort an und ich stand eigentlich schon vor dieser Gasse. Zum Glück kam Dina's Hotelboy hinter dem Bäckerstand aus der Gasse und ich war gerettet.

Hassan übersetzte meiner Dina, dass ich unbedingt zu den Pyramiden will. Dina bestellte mir für Sonntag früh ein Taxi und der Taxifahrer ist den ganzen Tag nur für mich da. Klingt gut.

Auf der Fahrt nach Giza versuchte der Taxifahrer, ein netter älterer Herr, mir die Geschichte von Giza zu erzählen. Doch hat er mir, so in etwa, was von meinem Schul- englisch hängen blieb, alles nur erahnen lassen.

Angekommen in Giza beschlich mich ein wenig Angst, als ich zwischen den Kamelen aus dem Taxi stieg.
Nun übergab mich mein Taxifahrer an einen Kameltreiber und einen zwölfjährigen Jungen, der sicher auch das Kamel führen lernen sollte.
„Ach du kriegst die Tür nicht zu! Ich steigt doch nicht auf das Kamel, nein!"
Wer "a„ sagt, der muss auch "b„ sagen, so flüsterte eine Stimme in mir und ich stieg mutig auf das nach vorn gebückte Kamel. Festhalten konnte ich mich nur an einem Knauf vorn am Sattel, der für beide Hände gedacht war.
Das Kamel erhob sich zuerst mit seinem Hinterteil.
Kreischend klammerte ich mich an diesen Knauf, ich

drohte nach vornüber zu fallen. Meine Hände waren
nass vor Aufregung.

Ich saß nun endlich auf dem Kamel und wir wackelten
über den steinigen Boden des Dorfes. In der Wüste
begegneten uns nur zwei Touristen, die es wagten, die
große Tour auf den Kamelen zu reiten. Die kleine Tour
nehmen die Busse mit den Touristen.

Der Weg zu den Pyramiden wollte gar nicht enden. Die
Pyramiden waren noch nicht zu sehen und mir war
nicht zum Lachen. Eigentlich wollte ich absteigen, aber
wie komme ich dann wieder hoch? Mein Po schmerzte
schon ein wenig und ich merkte, wie meine Hüften
immer steifer wurden. Also blieb ich oben sitzen und
war fasziniert von den gigantischen Pyramiden. Die
Sphinx küsste ich Bild versetzt und der Kameltreiber
drückte auf den Auslöser meiner Kamera, was ein sehr
schönes Bild geworden ist.

Noch in der Wüste, ich sah schon die Busse der
Touristen, verlangte der Kamelführer von mir 10 Euro.
Entsetzt sagte ich, dass er mich, nachdem ich das Geld
gezahlt habe, vielleicht mitten in der Wüste stehen lässt.
Irgendwie muss er verstanden haben. Er klärte mich
auf. Das Geld ist für den Jungen, er müsse mit seinem
Geld die Familie ernähren. In Ägypten gibt es keine
Sozialhilfe. Jedes Familienmitglied muss seinen Beitrag

zum Leben beisteuern. Ob es Schuhe putzen oder
Kamel führen ist. Irgendwie hab ich verstanden, was er
sagte und gab ihm das Geld.

Die Ägypter sind ganz ehrliche Menschen, deshalb liebe
ich dieses Land und die Leute.
Endlich, mein Taxi wartete schon auf mich. Wir lagen
gut in der Zeit und so setzte mich der Taxifahrer noch
vor dem Papyrusmuseum ab. Sehr interessant diese
Bilder auf Papyrus. Die Szenen handeln von der
Geschichte Ägyptens, ihren Göttern und Pharaonen.
Ein Bild faszinierte mich besonders. Auf dem etwa zwei
Meter breiten Bild mit mehreren Personen oder Göttern,
bannten mich nur die in der Mitte stehenden zwei
Frauen. Die Frau auf dem Bild links, hebt ihre Hände in
Brusthöhe mit Abstand in Richtung der anderen Frau
mit dem rückwärts gebogenem Rücken, ihr Kopf
schaute in den Himmel. Eine Szene, die ich von meiner
Behandlung kenne. Die gleiche Szene sah ich zwei
Monate vorher auf einer Nilkreuzfahrt, bei einem
Ausflug in einen Tempel. Als ich unseren Reiseführer,
der selbst Ägypter war, daraufhin ansprach, sagte er
mir: „Das ist eine Abwehrhaltung". Ich klärte ihn auf:

„Genau so funktioniert meine Behandlung"

Das sieht aus, als heilten die alten Ägypter früher genau so wie ich heute mit meinen Händen. Da ich niemanden fragen konnte, hab ich mir nur alles angesehen.

Den letzten Tag bummelten Hassan und ich durch die Stadt. Eine willkommene Abwechslung zu meinen Suppen, wir aßen in einer Gaststätte, was er sehr genoss. Im Teehaus wollte Hassan gar nicht wieder raus, die Wasserpfeife hatte es ihm angetan. Ich musste dann schon drängeln.

Am liebsten hätte Hassan ein Zimmer gemietet für uns beide, um mit Wein Abschied zu feiern. Na, aber! So gern wie ich ihn hab, ist aber doch nur mein Engel, der mich gerettet hat.